AF603221

DES
ATTENTATS A LA PUDEUR

DES TENTATIVES DE VIOL

SUR DES ENFANTS OU DES FILLES A PEINE NUBILES ET SUR DES ADULTES

ET

DES GROSSESSES SIMULÉES OU RÉELLES

SUIVIES OU NON D'INFANTICIDE

PARTICULARITÉS PRATIQUES

PAR

M. A. TOULMOUCHE,

Professeur de pathologie externe et de médecine opératoire à l'École préparatoire
de médecine et de pharmacie de Rennes,
membre correspondant de l'Académie impériale de médecine, etc.

PARIS

J.-B. BAILLIÈRE ET FILS,

LIBRAIRES DE L'ACADÉMIE IMPÉRIALE DE MÉDECINE,

Rue Hautefeuille, 19.

Londres,	Madrid,	New-York,
HIPPOLYTE BAILLIÈRE.	C. BAILLY-BAILLIÈRE.	BAILLIÈRE BROTHERS.

LEIPZIG, E. JUNG-TREUTTEL, QUERSTRASSE, 10.

1864

4

EXTRAIT

DES

ANNALES D'HYGIÈNE PUBLIQUE ET DE MÉDECINE LÉGALE,

2e SÉRIE, 1864, T. XXII.

Journal rédigé par : MM. Andral, Boudin, Brierre de Boismont, Chevallier, Devergie, Fonssagrives, Gaultier de Claubry, Guérard, Michel Lévy, Mêlier, Pr. de Pietra Santa, Ambr. Tardieu, Trebuchet, Max. Vernois. Avec une *Revue des travaux français et étrangers*, par M. le docteur Beaugrand.

Publié depuis 1829, tous les trois mois, par cahier de 250 pages avec planches.

PRIX DE L'ABONNEMENT ANNUEL :

Pour Paris : 18 fr. par an. — Pour les départements (*franco*) : 20 fr.

On s'abonne à Paris, chez J.-B. BAILLIÈRE et FILS, 19, rue Hautefeuille.

Paris. — Imprimerie de E. MARTINET, rue Mignon, 2.

DES

ATTENTATS A LA PUDEUR

Le travail que j'ai publié, il y a huit ans (1), sur les attentats à la pudeur et le viol, a été l'origine, ou au moins l'occasion, de la publication de deux mémoires remarquables sur le même sujet, l'un de M. le professeur Amb. Tardieu (2) et l'autre de M. Penard, sur l'intervention du médecin-légiste dans les questions d'attentats aux mœurs (3).

Il me semblait, après avoir lu ces excellentes monographies, qu'il ne restait plus rien à dire sur ce sujet, et cependant, il se présente dans la pratique de l'art, des cas qui, par les différences qu'ils peuvent offrir, doivent appeler encore l'attention des experts sur le même sujet.

Il est bon que, dans une science où l'on n'est tenu qu'à s'occuper d'individualités, on ait de nombreux termes de comparaison ou d'analogie ; car, les crimes contre les mœurs étant aussi variés que les écarts déréglés de l'imagination, on

(1) *Annales d'hygiène publique et de médecine légale*, 1856, 2ᵉ série, t. VI, p. 100.

(2) *Ibid*, 1857, 2ᵉ série, t. VIII, p. 133 et 197, et t. IX, p. 137, et *Etude médico-légale sur les attentats aux mœurs*, 4ᵉ édition, Paris, 1862.

(3) *Ibid.*, 1860, 2ᵉ série, t. XIV.

ne saurait trop rapprocher et multiplier les citations des cas de ce genre pour lesquels on est requis par la justice.

Qu'on n'oublie pas qu'en médecine légale, on est toujours désigné pour décider sur un fait particulier, et que, dès lors, plus on aura vu d'exemples variés et difficiles à juger, pouvant avoir de l'analogie avec celui pour lequel on est appelé, moins on sera embarrassé.

Qu'on ne s'attende pas à trouver dans ce travail un caractère d'unité que ne comporte pas le rapprochement d'observations intéressantes, mais souvent un peu disparates, que j'ai pu recueillir dans ces dernières années; en conséquence, je les ai rapprochées sous deux chefs.

Dans une première section, j'ai voulu faire connaître certaines particularités curieuses dans les attentats à la pudeur ou dans les tentatives de viol sur des enfants ou des filles à peine nubiles, et ensuite sur des adultes ou des personnes plus âgées, qui se plaignaient d'avoir été forcées ou engrossées.

Dans une seconde, j'exposerai plusieurs cas de simulation de grossesse, ensuite, un certain nombre de réelles, ayant été suivies d'infanticide, mais intéressantes sous le rapport des difficultés qu'on éprouve, parfois, à déterminer l'époque précise à laquelle elles peuvent remonter, et encore, sous celui des moyens de destruction employés sur les nouveau-nés.

Ce travail viendra, en quelque sorte, compléter celui que j'ai publié (1) sur l'infanticide et la grossesse simulée.

PREMIÈRE SECTION. — **Attentats à la pudeur et tentatives de viol.**

Étudions d'abord quelques cas sur des enfants ou des filles à peine nubiles.

(1) *Annales d'hygiène publique et de médecine légale*, 1861, 2e série, t. XV, et 1862, même série, t. XVI.

Obs. I. Je soussigné, déclare que ce jour, 3 janvier 1860, j'ai été requis avec mon collègue L... de visiter la petite Marie E...; et qu'après avoir prêté, devant M. le juge d'instruction de Rennes, le serment de bien et fidèlement remplir la mission de rechercher si cette enfant avait été violée, et si elle ne présentait pas des symptômes de maladie vénérienne, j'ai procédé à cet examen et constaté ce qui suit :

On remarquait un ecthyma aux grandes lèvres, qui étaient tuméfiées, surtout la droite, et la même inflammation au pourtour de l'anus.

Il y avait un écoulement jaunâtre assez abondant.

On ne trouvait aucune trace de défloration par le pénis. La membrane hymen semblait, par suite du gonflement des parties, n'être formée que par l'anneau vulvaire. Je ne pus introduire mon petit doigt dans le vagin, à cause de l'agitation et de la résistance de l'enfant, âgée de cinq ans onze mois, tandis que le docteur L... déclarait l'avoir pu.

Cette affection morbide datait de huit à douze jours.

Conclusions. De ce qui précédait, je conclus: 1° que la jeune E... ne présentait aucunes traces de violences ou de défloration déterminée par l'introduction du membre viril;

2° Que le défaut d'apparence de l'hymen n'expliquait aucunement que cette enfant eût été déflorée, cette membrane étant parfois remplacée par un simple anneau vulvaire;

3° Que l'écoulement offert par la petite Marie E... était le résultat de la phlegmasie ecthymateuse qui occupait non-seulement les grandes lèvres, dont la droite était bien plus tuméfiée que la gauche, mais encore la muqueuse et tout le pourtour de l'anus et de sa marge, et qu'il n'était nullement dû à une cause vénérienne, tandis que le docteur L... n'en était pas convaincu;

4° Qu'enfin, cette maladie qui remontait à dix ou douze jours, guérirait.

Le prévenu M..., âgé de vingt-sept ans, soumis à la visite des mêmes experts, ne présentait aucune affection morbide des organes génitaux et de l'anus, et aucune trace de nature syphilitique dans l'arrière-bouche ou d'écoulement par le canal de l'urèthre. En conséquence, ils conclurent que dès lors cet homme ne pouvait pas avoir communiqué à la petite E... un mal qu'il n'avait pas.

Comme lors de l'examen de cette dernière, il s'était élevé quelque dissidence entre les hommes de l'art, M. le juge d'instruction crut devoir provoquer une nouvelle exploration; il fut procédé le 14 janvier, après serment préalablement prêté, et voici ce qui fut constaté:

Les pustules de l'ecthyma des grandes lèvres encore tuméfiées, étaient passées à l'état d'ulcérations plus ou moins superficielles, plus étendues sur la face externe de la grande lèvre droite qui était plus gonflée que la gauche, et sur laquelle ces érosions étaient aussi moins larges. Les pustules et la phlegmasie observées, lors du premier examen au pourtour de l'anus, étaient presque guéries.

L'état moins douloureux et la tuméfaction moindre des parties génitales, permettaient (ce que l'état contraire avait empêché l'un des experts, M. Toulmouche, de constater à la première visite), de reconnaître la présence et l'intégrité de la membrane hymen.

Il n'existait plus d'écoulement vulvaire.

Conclusions. De ce qui précédait, je conclus avec mon collègue L... :

1° Que rien ne démontrait que l'affection morbide existant aux organes sexuels de la petite Marie E..., fût de nature vénérienne; l'un d'eux, M. L..., restant encore dans le doute à cet égard, quoi qu'un peu plus tard il l'ait abandonné;

2° Que les ulcérations des grandes lèvres proviennent de l'ecthyma;

3° Qu'enfin la guérison de cette maladie aura lieu dans trois semaines ou un mois.

Le fait que je viens de faire connaître avait donné lieu à une accusation de viol et d'inoculation d'une maladie vénérienne à la petite E.... portée contre le nommé M... Le premier examen de cette petite fille permit de constater une maladie des organes génitaux, qui n'était autre qu'un ecthyma, accompagné d'un écoulement jaunâtre, d'une vive inflammation avec tuméfaction des parties, qui ne me permit pas d'apprécier le véritable état de la membrane hymen, en même temps que l'agitation, les cris et la résistance de la petite malade, s'opposaient à ce que je pusse vérifier si elle était remplacée par un simple anneau vulvaire, comme une apparence trompeuse me l'avait fait croire, et comme l'établissait un premier médecin appelé avant moi. Une nouvelle visite, effectuée neuf jours après, me permettait de reconnaître la présence et l'intégrité de cette membrane et de rejeter, cette seconde fois comme la première, toute idée de viol et de maladie vénérienne. En effet, la visite des parties génitales de l'inculpé et de toutes les autres de son corps vinrent confirmer cette dernière assertion.

Il ne faut pas croire qu'il serait difficile de prendre un ecthyma des organes génitaux, chez une enfant ou chez une très-jeune fille, pour une affection syphilitique aiguë, surtout lorsqu'il existe en même temps une sécrétion de muco-pus, comme cela avait lieu chez la petite F..., puisque le premier médecin, M. L..., s'occupant spécialement de maladies vénériennes et ayant acquis une grande expérience, était resté dans le doute à cet égard. Il faut donc, dans les cas de ce genre, ne pas se hâter de conclure, mais remettre à un examen ultérieur à décider ; c'est ce qui fut fait dans l'espèce.

Obs. II. Je fus appelé, le 26 mai 1860, à la chambre d'instruction de Rennes, pour y visiter la petite H..., âgée de douze ans, et faire connaître les résultats de cet examen. En conséquence, après avoir prêté le serment exigé par la loi, j'ai procédé à cette opération et constaté ce qui suit :

Il n'existait au pourtour des parties génitales aucune trace de contusion.

La membrane hymen présentait une légère éraillure du côté droit, ce qui donnait à son orifice une forme légèrement irrégulière et à peu près triangulaire. Le vagin était extrêmement étroit, on n'y pouvait introduire que le tuyau d'une plume d'oie.

Conclusions. De ce qui précédait, je conclus que la petite éraillure ou déchirure offerte à droite par la membrane hymen, avait dû être occasionnée par l'attouchement peu ménagé du doigt dans un acte attentatoire à la pudeur, effectué sur la jeune H..., mais qu'il n'y avait pas eu défloration, puisque l'exiguïté extrême du vagin et l'état d'intégrité presque général de la membrane hymen, dénotaient qu'il n'y avait pas eu introduction du pénis ou même du doigt dans ce dernier conduit.

Dans ce cas, je dus éloigner toute idée de viol ; en effet, la légère éraillure remarquée au côté droit de l'hymen, ne pouvait guère être attribuée qu'à un attouchement un peu moindre, et encore avait-il dû être bien faible, puisque la même membrane avait conservé un caractère d'intégrité presque général. C'est un de ces exemples dans lesquels le médecin-légiste ne peut admettre que des attouchements et nullement l'idée d'intromission de la verge d'un homme adulte dans un conduit aussi étroit que celui qu'offre le vagin des enfants aussi jeunes que l'était la petite H...

Obs. III. Le 21 octobre 1857, en vertu d'une commission rogatoire de M. le juge d'instruction de Rennes, je fus chargé de la visite d'une petite fille nommée Louise M..., et de rechercher si elle avait été violée.

Cette enfant, âgée de sept ans et demi, ne présentait aucune trace de violence aux cuisses et aux parties sexuelles.

La membrane hymen était déchirée incomplétement, l'orifice vaginal était rouge, surtout au-devant de la fourchette; le bout du petit doigt pouvait être introduit dans l'ouverture de l'hymen.

Conclusions. De ce qui précédait, je conclus : 1° que la petite Louise M... avait été en partie déflorée, puisque la membrane hymen offrait une déchirure, et que cette dernière avait dû être le résultat, soit de tentatives d'introduction du doigt, soit de pressions exercées avec le pénis.

2° Que la rougeur remarquée à l'orifice vaginal, et au-devant de la fourchette, indiquait des frottements mécaniques assez rudes exercés sur ces parties.

Dans le cas dont il s'agit, la défloration avait été imparfaite, puisque l'hymen était déchiré incomplétement, et qu'en outre la rougeur de la vulve et de l'entrée du vagin donnaient à penser qu'il avait dû y avoir des tentatives d'introduction, soit du doigt, soit de la verge, et des pressions plus ou moins rudes exercées sur les parties sexuelles de l'enfant.

J'ai trop insisté dans un autre travail sur la fréquence de légères déchirures de la membrane hymen, dans des attouchements coupables, peu ménagés, sans qu'on en puisse conclure qu'il y ait eu commencement de défloration par des tentatives d'introduction du pénis, pour que je revienne sur ce sujet.

Le fait qui précède vient, sous ce rapport, s'ajouter à tant d'autres et démontrer l'imprudence qu'il y aurait à conclure qu'une éraillure d'un point de la membrane hymen a été occasionnée par une tentative de viol, dont l'étroitesse disproportionnée du vagin démontrait suffisamment l'impossibilité physique.

Obs. IV. Je fus chargé, le 30 janvier 1858, de visiter, à la chambre d'instruction de Rennes, la petite D..., âgée de treize ans et demi, et de déterminer si elle avait été violée. Je prêtai, en conséquence, le serment de bien et fidèlement remplir cette mission, et constatai ce qui suit :

Les grandes lèvres étaient couvertes de poils (marques de nubilité), et les seins étaient déjà un peu développés.

Il n'existait aucune trace de violences à la partie interne des cuisses et aux parties génitales. La membrane hymen était intacte. On ne remarquait aucune déchirure à la fourchette et rien d'insolite à l'anus.

Conclusions. Elles furent : qu'il résultait de l'examen ci-dessus, que la petite D... n'avait pas été déflorée, puisque la membrane hymen ne présentait aucune lésion, et que les organes sexuels, leur pourtour, celui de l'anus, et la face antéro-interne des cuisses n'offraient également aucune marque de sévices ; mais que, cependant, l'absence de ces dernières n'excluait pas la possibilité d'une tentative de viol ou d'un attentat à la pudeur, qui auraient pu être effectués sur cette très-jeune fille.

Examen d'une chemise de la petite D..., qu'elle portait le jour de l'agression. J'examinai ce vêtement le 18 février. Je n'y découvris que de larges taches d'urine à sa partie antérieure et inférieure, lesquelles en occupaient presque toute la largeur, et une autre très-légèrement rougeâtre à la partie droite des premières, et large de 3 centimètres. On en voyait également à la partie inférieure et gauche de la chemise une semblable, bien moins étendue, et qui pouvait avoir 28 centimètres de largeur sur 16 de hauteur.

Conclusions. Je conclus de l'exploration précédente : 1° que les larges taches remarquées sur les parties inférieures, tant antérieure que postérieure, de la chemise de la jeune D..., avaient été produites par de l'urine ;

2° Que celle assez petite, ronde, rougeâtre, notée à droite de la plus grande de celles-ci, était due au même liquide très-faiblement coloré par un peu de sang;

3° Qu'enfin il n'existait sur ce vêtement que cette très-jeune fille portait lors de l'un des attentats commis sur elle, dans le mois de décembre de l'année 1857, aucune trace de sperme.

Dans cette observation, il n'y avait pas eu de viol, comme le prouvait l'intégrité de la membrane hymen et l'absence de toute marque de violence, mais il pouvait y avoir eu une tentative que les cris de la jeune D... avaient empêchée d'aboutir. Quant aux taches de la chemise, elles étaient seulement urineuses, les unes datant d'une époque antérieure, les autres résultant de la frayeur éprouvée par la petite D..., lors de l'agression qu'elle avait subie. J'ai très-fréquemment rencontré, dans ces cas, ce genre de taches, et fort rarement celles de sperme.

Obs. V. Paul S..., tailleur, passa aux assises sous l'inculpation d'attentats à la pudeur et de tentatives de viol sur trois très-jeunes filles à peine nubiles qui étaient en apprentissage chez lui.

On verra chez la première, qui n'était qu'une enfant, puisqu'elle n'était âgée que de douze ans neuf mois, que malgré que la laxité de la membrane hymen, par suite du plissement de sa petite circonférence, eût pu permettre l'introduction du bout de la verge d'un homme éprouvant par pression une sorte d'élongation, il n'en parut pas moins impossible d'admettre, eu égard à la grosseur de cet organe chez le sieur S..., lequel, dans l'érection, a 11 centimètres de longueur et 8 de circonférence, qu'il eût pu pénétrer entièrement dans le vagin de la petite Eugénie L...; car, dans ce cas, il y aurait eu déchirure à la membrane hymen, ce qui n'existait pas chez cette enfant.

Aussi nous dûmes répondre négativement à la question de défloration. Il en fut encore de même pour les deux autres jeunes filles à peine nubiles, qui auraient pu, comme on le verra un peu plus bas, permettre bien plus facilement l'introduction complète du membre viril, et cependant chez lesquelles nous trouvions intactes les membranes de l'hymen.

Le sieur S... s'était donc borné à des attentats à la pudeur, tels que simples frottements du pénis contre les organes génitaux ou entre les cuisses, ou à des manustuprations. Il fut condamné pour ces derniers chefs.

Obs. VI. Invité à me rendre à la chambre d'instruction, j'y visitai, après avoir préalablement prêté le serment exigé par la loi, la petite Eugénie L..., âgée de douze ans neuf mois.

Elle n'était pas nubile. La membrane hymen était lâche et comme trifoliée par suite du plissement de sa petite circonférence. Elle se laissait assez facilement dilater, mais elle n'offrait pas de déchirure. Elle permettait aisément et sans douleur, l'introduction dans toute leur longueur, d'abord du petit doigt non huilé, ensuite de mon index, qui a 7 centimètres de circonférence.

Conclusions. De ce qui précédait, je conclus avec mon collègue Guyot (Vincent) : que la largeur de l'orifice de la membrane hymen chez la petite L..., son plissement, sa laxité qui permettaient aisément et sans aucune douleur l'introduction du petit doigt tout entier et même de l'indicateur, sans les avoir préalablement enduits avant cette manœuvre, avaient bien pu, malgré que cette enfant n'eût pas été déflorée dans le sens dans lequel on l'entend en médecine légale, rendre possible l'accès dans le vagin de l'extrémité d'une verge peu volumineuse, cette partie étant susceptible de subir, dans ce cas, une sorte d'élongation qui peut rendre possible l'introduction de son extrémité.

Le 15 mai les organes sexuels du sieur S... furent examinés par les experts. La verge de cet homme, qui était âgé de cinquante-deux ans, était courte; elle n'avait que 9 centimètres de longueur et 7 de circonférence vers le milieu de celle-ci, tandis que le gland bien développé en avait 10. D'après la déclaration de l'inculpé, son membre viril, dans l'érection, acquérait un allongement de 11 centimètres.

D'après les données ci-dessus, les docteurs en médecine pensèrent que l'introduction entière du pénis du sieur S... en état d'érection dans le vagin de la petite L..., était physiquement impossible, mais que l'extrémité de cet organe avait bien pu, par une sorte d'élongation, permettre au bout du gland de pénétrer à l'entrée de ce canal.

Obs. VII. Dans la même affaire, je fus également chargé par le juge d'instruction de visiter la jeune Louise B..., âgée de quinze ans, et de faire connaître si elle avait été violée par le sieur Paul S... Voici ce que je notai : les grandes lèvres étaient couvertes de poils ; leur muqueuse et celle des petites étaient rosées. La membrane hymen était intacte, un tuyau de plume pouvait seul y être introduit.

Conclusions. Il résulta pour moi de ce qui précédait, que cette très-jeune fille n'avait pas été déflorée, puisque la membrane hymen ne présentait aucune déchirure, et que le pourtour des organes génitaux n'offrait aucune trace de violences; mais que cependant l'absence de ces dernières n'excluait pas la possibilité d'un attentat à la pudeur effectué sur la petite B...

Obs. VIII. La troisième très-jeune fille, que je fus appelé à visiter, toujours la même affaire du tailleur S..., était âgée de quinze ans comme la précédente. Voici ce que je constatai : les grandes lèvres commençaient à se couvrir de poils; les petites les dépassaient de beaucoup, étaient brunes et longues. La membrane hymen était intacte, seulement sa petite circonférence était irrégulière, et comme inégalement dentelée.

Conclusions. De ce qui précédait, je conclus que la petite Louise D... n'avait pas été déflorée, puisque la membrane hymen n'offrait aucune déchirure, mais que cet état n'excluait pas la possibilité d'un attentat à la pudeur qui aurait été commis sur cette très-jeune fille.

Le deux cas qui précèdent, présentent chez des vierges des spécimens de la disposition variée que peut affecter la membrane hymen. Chez la seconde, on voit qu'elle offrait une petite circonférence irrégulière et inégalement dentelée, à peu près comme chez la petite L..., sujet de l'observation V. Cette conformation toute particulière, qui donne plus de laxité à cette membrane, de manière à permettre facilement l'introduction d'un petit doigt et même de l'index sans qu'elle soit déchirée, n'est pas rare, et il faut tenir grand compte de cette notion, afin de ne pas prendre cette disposition en trèfle ou triangulaire, ou irrégulière et comme dentelée de l'ouverture, pour le résultat d'un commencement de déchirure ou d'éraillure par l'introduction du pénis ou du doigt. Une particularité peu commune, à cause du jeune âge de cette petite fille, que je remarquai chez la petite D..., fut la longueur exagérée des petites lèvres, qui dépassaient de beaucoup les grandes.

Examinons maintenant quelques cas d'attentats à la pudeur ou de tentatives de viol sur des filles adultes ou des femmes se plaignant d'avoir été forcées.

Les expertises judiciaires, dans ces occasions, exigent une grande prudence et une longue expérience. Il faut avoir beaucoup vu pour se rendre compte de l'aspect et de la disposition des organes sexuels dans leur état physiologique, de même que pour juger si une femme déflorée s'est ou non livrée fréquemment au commerce des hommes.

Pour ce dernier cas, il faut s'aider de l'état de laxité plus ou moins prononcé de l'anneau vulvaire, de l'étroitesse du vagin ou de sa largeur, et surtout de la persistance ou de l'effacement des rides de ce dernier conduit.

Il est certain qu'en général, chez les filles ou chez les femmes qui n'ont pas vu beaucoup d'hommes, l'entrée du vagin est plus étroite, le doigt sent la contraction du muscle constricteur, lorsqu'on l'y introduit; qu'en outre, à l'aide de ce dernier, on peut constater l'existence des rides transversales, au moins dans la moitié antérieure.

Lorsqu'on est appelé judiciairement à visiter une fille adulte et qu'on la trouve vierge, c'est, presque toujours, parce qu'elle a porté plainte pour tentatives de viol, ou bien, parce que des bruits publics ont donné lieu à des soupçons de grossesse. J'en fournirai plus bas des exemples.

Obs. IX. Le 28 décembre 1855, j'ai accompagné, avec M. X..., M. le procureur impérial et M. le juge d'instruction assisté de son commis greffier, au bourg de V..., et là, après avoir prêté le serment exigé par la loi, nous avons procédé à la visite de la fille Perrine G..., âgée de vingt ans, et constaté ce qui suit :

Les mamelles étaient volumineuses, les glandes mammaires nullement engorgées, les aréoles et les mamelons rosés. Il ne s'écoulait aucun liquide de ces derniers, par la pression. Le vagin était étroit, la membrane de l'hymen intacte, le col de l'utérus petit, conique : on n'y sentait aucune fissure. Le ventre était gras, n'offrait ni vergeture ni raphé.

De ce qui précédait, nous conclûmes que la fille G... était vierge.

Cette dernière avait porté plainte pour une tentative de viol. Il n'y fut pas donné suite, et cela devait être ; car, dans le cas dont il est question, on trouvait bien tous les signes physiques de la virginité, l'intégrité de la membrane hymen, sa persistance, même après l'introduction du doigt, l'état rosé des aréoles et des mamelons, l'absence d'engorgement des glandes mammaires, l'étroitesse du vagin, l'état uni et potelé du ventre, etc., et les conclusions durent être très-positives.

Obs. X. Le 25 mars 1860, j'ai accompagné, avec M. X..., M. le procureur impérial et M. le juge d'instruction de Rennes assisté de son commis greffier, au bourg de Saint-M..., et accepté la mission qui nous était confiée de visiter la fille Marie L... et de déclarer si elle avait été violée. En conséquence, nous avons prêté le serment exigé par la loi, et procédé à cette opération. Voici ce qui existait :

La lèvre inférieure ne représentait plus de trace de lésion accusée par elle. On remarquait une ecchymose violette à la partie inférieure et interne de la jambe droite. L'entrée du vagin était étroite. La membrane hymen offrait le plissement à sa petite circonférence qu'on observe chez quelques filles. Marie L... était encore dans ses règles.

On ne remarquait aux cuisses et aux parties génitales aucune trace de violence.

Conclusions. Les médecins conclurent : que, d'après ce qui précédait, on devait éloigner toute idée de défloration, mais que, cependant, cet état de choses ne s'opposait pas à la possibilité de tentative de viol ou d'attentat à la pudeur qui aurait pu être effectué sur cette fille.

Le 27 mars, les mêmes experts durent examiner la chemise que portait Marie L... le jour de l'agression. Ils constatèrent à la partie postérieure du vêtement de larges taches ressemblant à celles de la leucorrhée, et de semblables à la partie antérieure, mais moins considérables, et déclarèrent qu'elles différaient complétement de celles qui auraient été produites par du sperme.

Dans le cas que je viens de relater, il y avait eu tentative seulement, mais nullement introduction du pénis, comme le prouvait l'examen des parties et l'absence de toute marque de sévices aux organes génitaux et dans leur voisinage. Aussi l'inculpé fut-il condamné comme coupable seulement d'attentat à la pudeur.

Obs. XI. Dans cet exemple, une jeune fille, servante dans un hôtel à Rennes, avait accusé le sieur B... d'avoir voulu la violer. Elle ne fut pas visitée, mais l'état du prévenu vint mettre à néant cette inculpation, puisque la lésion que ce dernier portait à la verge eût été un obstacle, et que, dans le cas contraire, le chancre eût été plus enflammé, eût saigné par l'effet du coït et laissé des taches sur la chemise, tandis qu'il n'en avait été trouvé aucune.

Le sieur B... avait seulement voulu jouer avec cette fille, l'embrasser, et celle-ci ayant été vue, s'en était vengée, pour sauver sa réputation, en l'accusant d'avoir voulu abuser d'elle.

Je fus mandé, le 14 janvier 1859, à la charmbre d'instruction de Rennes, pour y visiter la fille Marie H..., âgée de trente-neuf ans, qui se plaignait d'avoir été violée. Après avoir juré de bien et fidèlement remplir la mission qui m'était confiée, je procédai à cette opération immédiatement.

On ne remarquait aucune trace de contusion sur les cuisses, les seins, ou le pourtour des parties génitales. Ces dernières étaient dans l'état le plus normal.

On découvrait sur le dos de la main gauche la marque d'un coup d'ongle vertical, et, en dehors de celle-ci, sur le bord interne du deuxième métacarpien, une seconde dirigée obliquement du haut en bas et de dehors en dedans. L'une et l'autre était recouvertes d'une petite croûte desséchée.

Conclusions. De ce qui précédait, je conclus : Qu'il n'existait chez Marie H... pas d'autres traces de sévices que les deux coups d'ongle de la main gauche, qui devaient dater de six ou huit jours, mais que, cependant, l'absence de toute lésion aux cuisses et au voisinage ou à la face interne des organes sexuels, n'excluait pas la possibilité d'un attentat à la pudeur qui aurait eu lieu sur cette femme.

La chemise de cette dernière, qu'elle portait le jour de l'agression, ne présentait aucune tache de sperme, mais seulement de matières fécales à la partie postérieure de ce vêtement.

Chez la plaignante, les écorchures de la main remontaient à une période plus éloignée que celle à laquelle elle reportait l'attentat effectué sur elle, lequel n'avait été rien moins, disait-elle, qu'une tentative de viol. Mais l'absence, soit de traces de violences dans le voisinage des parties génitales, soit de déchirure de celle-ci, fit éloigner cette dernière accusation et la réduisit au délit de simple attentat à la pudeur.

L'observation qui va suivre, fera parfaitement connaître les caractères physiques qui dénotent la fréquence des coïts chez une jeune fille n'ayant jamais eu d'enfant, et celle qui viendra après les fera encore mieux ressortir, par opposition de ce qu'on rencontrait chez une autre, qui n'avait peut-être subi qu'un petit nombre d'approches masculines. Ces deux sujets étaient sœurs, et je fus appelé à les visiter, parce qu'elles s'étaient plaintes de mauvais traitements de la part de leur père, qui assouvissait sur elles ses désirs.

Obs. XII. En vertu d'une commission émanant du juge d'instruction de Rennes, je procédai, le 1er mars 1859, après avoir prêté le serment exigé par la loi, à la visite de la jeune Marie D..., âgée de dix-sept ans, et je constatai ce qui suit : L'entrée du vagin était peu étroite. Il n'y existait des rides transversales que seulement vers l'orifice externe. Il y avait absence de la membrane hymen ; on ne remarquait aucune trace de vergeture au ventre.

Conclusions. De ce qui précédait, je conclus : 1° Que la fille D... n'était pas vierge ;

2° Qu'eu égard à la largeur du vagin, à l'existence de plis transversaux, seulement au tiers antérieur de ce conduit, à la facilité d'introduction du doigt, à l'effacement des caroncules myrtiformes, cette jeune fille avait dû avoir, dès longtemps et fréquemment, commerce avec les hommes;

3° Qu'elle n'avait jamais été grosse ;

4° Qu'enfin elle n'offrait aucune maladie des organes génitaux.

Dans cet exemple, la jeune Marie D... présentait bien tous les signes physiques que j'ai indiqués comme caractéristiques de fréquents coïts, ce que des renseignements précis confirment.

Obs. XIII. Le même jour, je visitai Lucie D..., sœur de la précédente, âgée de vingt ans. J'avais avant rempli les formalités exigées par la loi. Voici ce que je notai :

L'entrée du vagin était assez étroite, les rides transversales nombreuses. Les caroncules myrtiformes étaient prononcées. Il n'existait aucune maladie aux organes génitaux.

Conclusions. De ce qui précédait, je conclus : 1° Que cette jeune fille avait été déflorée ;

2° Que l'étroitesse du vagin, le nombre des rides transversales plus grand que chez sa sœur, l'épaisseur des caroncules myrtiformes (débris de la membrane hymen) indiquaient que Lucie D..., avait cohabité bien moins souvent que Marie D... avec des hommes ;

3° Que l'absence de toute vergeture au ventre, la résistance de ce dernier, l'état des seins, la couleur rosée des aréoles et des mamelons, leur forme, prouvaient qu'il n'y avait pas eu de grossesse antérieure ;

4° Qu'enfin, cette fille n'offrait aucune maladie des parties sexuelles.

Tous les caractères physiques précédents indiquaient bien que cette jeune personne avait été déflorée, mais que ces cohabitations avec des hommes avaient été moins fréquentes que chez sa sœur. L'une et l'autre avaient dû consentir à subir les embrassements de leur père et à vivre en concubinage avec lui, la dernière plus rarement que la première. Celui-ci les y avait forcées en s'étayant de ce qu'elles ne refusaient pas leurs faveurs à d'autres.

Obs. XIV. Le 16 septembre 1857, j'ai dû, en vertu d'un réquisitoire de M. le juge d'instruction de Rennes, procéder, après avoir prêté serment de bien et fidèlement remplir ma mission, à la visite de la fille V..., Jeanne-Marie, âgée de vingt-quatre ans, et j'ai constaté ce qui suit :

On ne remarquait sur les poignets et sur les avant-bras aucune trace de violence. Il en était de même pour les seins, qui étaient fermes, et dont l'aréole et les mamelons étaient rosés.

Le ventre ne présentait aucune vergeture. La face interne des cuisses et l'extérieur des parties génitales n'offraient aucune marque de contusion.

En écartant les grandes lèvres, on découvrait à la partie postérieure de l'entrée du vagin, dont l'anneau vulvaire était plissé à toute sa petite circonférence, une très-légère déchirure dirigée obliquement en arrière et à droite et qui saignait encore. Elle devait donc être assez récente.

Le doigt pouvait être introduit facilement et sans douleur dans le vagin, dont les rides transversales étaient prononcées, et qui était assez étroit.

On ne voyait sur la chemise aucune tache de sang en arrière, mais en avant, on en trouvait d'assez étendues et légèrement sanguinolentes, qui paraissaient avoir été produites par de l'urine. Elles n'avaient nullement gommé le linge comme le font celles de sperme. Il en existait une semblable sur une serviette qui avait servi à envelopper la chemise.

Conclusions. De ce qui précédait, je conclus : 1° Que la laxité de l'anneau vaginal avait dû permettre, sans grande douleur, l'introduction d'un corps de volume médiocre, tel que le doigt, ce qui avait lieu dans l'espèce ;

2° Qu'il était très-probable que ce dernier, plutôt que la verge, avait déterminé la petite déchirure ou éraillure notée à la partie postérieure et latérale droite de l'anneau vulvaire ;

3° Qu'il était, dès lors, impossible d'affirmer qu'il y avait eu viol par l'introduction du pénis dans le vagin ;

4° Que l'absence de toute trace de sévices, soit aux poignets, soit aux seins, soit aux cuisses, et l'exiguïté de la déchirure, justifiaient cette dernière opinion ; ou, dans le cas contraire, tendaient à faire croire qu'il n'y aurait eu qu'une bien faible résistance de la part de la fille V... ;

5° Qu'il était très-possible que cette dernière n'eût pas eu, antérieurement, des rapports avec des hommes, si l'on s'en rapportait à l'état de l'entrée du vagin, aux nombreuses rides transversales de ce conduit et à son étroitesse ;

6° Qu'enfin, si le viol avait été consommé, il y aurait eu bien plus de tuméfaction, de rougeur et de douleur aux parties génitales et surtout au pourtour de l'anneau vaginal, qu'on n'en avait observé, et des taches séminales sur la chemise, et que, par tous ces motifs, on devait être bien plus porté à croire que la petite éraillure de la partie postérieure droite de l'entrée du vagin avait été produite par l'ongle d'un doigt introduit brutalement dans les organes sexuels.

Expertise chimique et microscopique des taches de la chemise de la fille V...

En vertu d'une nouvelle commission rogatoire du juge d'instruction, je dus, de concert avec le docteur Aristide Guyot, mort dernièrement, examiner chimiquement et à l'aide du microscope, les taches de la chemise de la fille V... Voici comment nous opérâmes :

La tache la plus sanguinolente fut humectée avec de l'eau distillée et ne donna aucune odeur spermatique. Découpée en lanières, mise dans une éprouvette contenant de l'eau distillée et recouverte d'un disque de verre, elle fut examinée le lendemain ; l'eau était très-faiblement colorée en jaune.

Une portion mise dans un tube avec un peu d'alcool et chauffée, ne donna point de précipité.

Une autre déposée dans un tube avec un peu d'ammoniaque, conserva la même teinte très-légèrement trouble, par suite de légers filaments d'albumine.

Une goutte de ce mélange examinée au microscope laissait voir des lamelles d'épithélium.

La portion avec l'alcool, mise dans le champ du même instrument, à un grossissement de six cents fois, contenait des lamelles d'épithélium, quelques globules de sang, de mucus et des cristaux appartenant à des sels de l'urine.

La portion de liquide pur mise sur le champ du microscope ne donna que de petits lambeaux ou lamelles d'épithélium, examinée au même grossissement.

La tache de la chemise la moins colorée fut mouillée avec de l'eau distillée et ne donna aucune odeur de sperme.

Des fragments de ce vêtement furent coupés en petites lanières, plongés dans une éprouvette avec de l'eau distillée et recouverts d'un disque de verre. Ils ne colorèrent aucunement l'eau.

Mis dans un tube en verre, avec une petite quantité d'alcool et chauffés, ils ne donnèrent aucun précipité et aucune coloration.

Traité de la même manière dans un tube, avec une petite quantité d'ammoniaque et chauffé, le liquide resta transparent et ne donna aucun résidu.

Une goutte de la portion de l'alcool, placée dans le champ du microscope, à un grossissement de 250 à 300, donna des petits cristaux appartenant à des fils urineux, plus des lamelles épithéliales.

Une de celles avec l'ammoniaque, examinée à l'aide du même instrument, ne laissa apercevoir que des lamelles épithéliales.

Enfin, une goutte de l'eau distillée, dans laquelle on avait laissé séjourner des lanières de la portion de chemise répondant aux taches les moins colorées, mise sur le porte-objet, ne contenait que des lamelles épithéliales.

Conclusions. Les conclusions qui résultèrent de l'expertise à laquelle les experts s'étaient livrés, furent que les taches remarquées sur la chemise de la fille V..., avaient été faites par de l'urine colorée dans un point par une très-petite quantité de sang, lequel provenait de l'écorchure remarquée aux parties génitales, et qu'elles n'avaient nullement été produites par un liquide séminal qui aurait pu être éjaculé sur le devant de la chemise de la plaignante, puisqu'à l'aide d'un microscope très-puissant, les médecins n'avaient pu y découvrir aucun animal spermatique, et, au contraire, des cristaux des sels contenus dans l'urine, des globules sanguins, du mucus et des lamelles d'épithélium.

Le cas précédent est encore un exemple d'aspect plissé de la circonférence interne de l'anneau vaginal, constituant la membrane hymen. Cette variété de disposition et de forme existait chez la fille V... qui était vierge. Un médecin-légiste qui aurait eu peu d'expérience et qui n'aurait pas connu cette particularité assez fréquente, aurait très-probablement déclaré que la membrane hymen manquait, et eût été amené de la sorte aux conclusions les plus déplorables pour l'inculpé.

Cette fille présentait bien, en outre, tous les autres signes physiques, tels que l'état spécial des seins et des mamelons, l'étroitesse de l'entrée du vagin, etc., qui accompagnent ordinairement l'état de virginité.

Les résultats de l'expertise chimique et microscopique des taches qui existaient sur la chemise de Jeanne-Marie V... prouvèrent qu'elles n'étaient point dues à du sperme, mais à de l'urine très-faiblement colorée par un peu de sang, et vinrent confirmer la présomption que la petite éraillure observée à l'anneau vaginal, avait bien plutôt été occasionnée par un attouchement brutal que par une tentative d'introduction du pénis.

En général, les jeunes filles, lorsqu'elles sont renversées par un homme qui tente de les posséder, sont tellement troublées, qu'elles deviennent incapables de distinguer si c'est la main ou les doigts que l'agresseur porte à leurs parties génitales, dans l'acte de relever leurs jupes ou dans tout autre but, ou bien si c'est la verge elle-même, et alors, elles attribuent toujours les lésions qu'elles peuvent offrir, à une tentative de viol.

Mais, dans le travail que j'ai publié sur les attentats à la pudeur (1), j'ai appelé spécialement l'attention des experts sur la fréquence de la déchirure de la membrane hymen, dans la campagne, par des attouchements peu ménagés de la part de jeunes paysans, ou par l'introduction brutale de leurs doigts dans les parties sexuelles. Il ne faut pas oublier cette remarque, à cause des applications que les médecins peuvent être amenés à en faire.

DEUXIÈME SECTION. — **Grossesses simulées ou réelles, suivies ou non d'infanticide.**

Dans cette seconde partie, je me propose de faire connaître un certain nombre de cas propres à démontrer les embarras qu'on éprouve, en médecine légale, quand il s'agit de se prononcer sur des grossesses simulées ou sur des accusations non méritées d'engrossement. Ce sujet difficile, que j'ai déjà traité dans la troisième partie d'un vaste travail sur l'infanti-

(1) *Annales d'hygiène publique et de médecine légale*, 1856, 2e série, t. VI.

cide et la grossesse simulée (1), recevra une nouvelle puissance des faits nouveaux que je vais présenter.

J'examinerai ensuite des exemples destinés à faire apprécier les difficultés non moins grandes qui peuvent arrêter les experts, lorsqu'il s'agit de déterminer à quelles époques peuvent remonter les accouchements, que les marques de ces derniers existent encore ou qu'il en soit autrement, au moment où l'on visite les inculpées.

Cette détermination embarrasse toujours le médecin dans la dernière occurrence, parce que les signes ne sont pas assez tranchés ou même le plus souvent font défaut. Ce n'est guère que par approximation qu'on peut statuer à cet égard, comme on le verra ci-après.

Quant à la détermination de l'époque à laquelle peut remonter un accouchement, il est bien plus facile de se tirer d'affaire à date précise. En effet, l'absence de flux lochial qui n'a pas encore eu lieu, de fièvre de lait, le gonflement douloureux des parties génitales, l'état saignant des déchirures de la fourchette, si fréquents chez les filles-mères, celui de dilatation du col de l'utérus, qui permet l'introduction facile d'un ou plusieurs doigts, la constatation de fissures à l'une ou aux deux extrémités de la fente transversale, le développement encore considérable de la matrice qu'on sent au-dessus du pubis, en déprimant la paroi abdominale, l'écoulement de sang pur par la vulve, indiquent que l'accouchement ne peut remonter qu'à un ou deux jours. Si, en outre, l'odeur du liquide qui s'écoule par le vagin, est lochiale, si, en même temps, les seins commencent à se tendre par l'afflux du lait, s'il y a de la fréquence du pouls ou un petit mouvement fébrile, de la soif, on aura encore plus de certitude pour désigner l'époque de trois à quatre jours, comme celle à laquelle a eu lieu la parturition.

(1) *Annales d'hygiène publique et de médecine légale*, 1861, 2e série, t. XVI; 1862, 2e série, t. XVII et XVIII.

Lorsqu'au moment où l'on est appelé à visiter l'inculpée, il n'y a plus de fièvre de lait, si l'écoulement lochial est devenu d'un rouge plus pâle ou blanchâtre, si l'examen des seins fait reconnaître qu'ils sont moins durs, moins tendus; si en déprimant fortement les téguments du bas-ventre vers l'excavation du petit bassin, on reconnaît que le globe utérin est bien plus revenu sur lui-même, bien plus enfoncé, ou même si on ne le sent plus, on en inférera que l'accouchement doit déjà remonter à plus de douze à quinze jours.

Lorsque la palpation des mamelles les fait trouver encore un peu plus engorgées, et qu'en pressant les mamelons, on parvient à en faire suinter un liquide lactescent, si le toucher fait trouver le vagin plus ou moins large, le col utérin gros, fissuré à l'une ou aux deux extrémités de sa fente ou orifice, si l'intervalle entre les muscles droits est encore large, l'ombilic saillant, si les vergetures du ventre offrent aussi une couleur légèrement rosée, on ne sera pas téméraire en déclarant que l'accouchement peut remonter à quelques mois.

Enfin, si les seins sont flasques ou dans l'état normal, les mamelons brunâtres, si, en comprimant ces derniers, il n'en sort aucun liquide, si le ventre est volumineux, l'ombilic rentré, s'il existe un raphé brunâtre au-dessous, si les vergetures sont blanchâtres, si l'on trouve à la fourchette des cicatrices d'anciennes déchirures ou cette dernière amincie, le col de la matrice revenu sur lui-même, conique, on peut en inférer que l'accouchement doit remonter à une année ou plus.

Le premier cas qui se présente, est celui d'une jeune fille que la rumeur publique désignait comme étant accouchée. Les signes les plus négatifs résultant de la visite à laquelle se soumit l'inculpée, mirent promptement à néant l'accusation dont elle était l'objet, car chez elle tout démontrait, comme on va le voir, qu'il n'y avait jamais eu de grossesse ni d'accouchement, ce que les experts purent reconnaître par les conditions dans lesquelles ils trouvèrent les seins, le ventre et les organes génitaux. Voici cette observation :

Obs. XV. Les docteurs en médecine experts soussignés ont accompagné, le 6 août 1856, M. le procureur impérial et M. le juge d'instruction, assisté de son commis greffier, au bourg de Guipel, et là, après avoir accepté la mission que ces magistrats leur confiaient, de visiter la fille Marie D... et de déclarer si elle était accouchée, ils ont prêté serment et procédé immédiatement à leur opération.

Les mamelles étaient assez volumineuses, les glandes mammaires souples, les aréoles et les mamelons rosés.

Le vagin n'était pas large, le col de l'utérus était petit, conique, parfaitement clos, dévié à droite et assez élevé. Il n'offrait aucune éraillure. La fourchette était intacte. Il s'écoulait par la vulve du sang.

Le ventre était volumineux. Il n'y existait aucune vergeture, ni raphé brunâtre. L'ombilic était enfoncé.

Conclusions. De ce qui précède, les docteurs en médecine concluent :

1° Que la fille D... n'avait jamais fait d'enfant ;

2° Qu'elle était dans ses règles.

Obs. XVI. Les médecins experts soussignés déclarent que ce jour, 17 mars 1861, ils se sont transportés avec M. Peret, commissaire de police du 1er arrondissement de Rennes, au domicile du sieur S..., rue H..., et que là, après avoir prêté, devant cet officier public, le serment de bien remplir la mission qu'il leur confiait, de constater un accouchement récent chez la fille D..., domestique, ils ont procédé immédiatement à cet examen et noté ce qui suit :

Les seins étaient assez volumineux, souples, la glande mammaire nullement engorgée, les aréoles brunâtres et les mamelons bien détachés. Par la pression, il n'en suintait pas de liquide ou à peine.

On remarquait de l'écartement entre les muscles droits du ventre, et au-dessous de l'ombilic qui était dilaté, un raphé brunâtre. On voyait, au-dessus du pubis, sur la peau, un grand nombre de vergetures blanches.

Il s'écoulait du sang par le vagin, qui était large, ainsi que son orifice. Les grandes lèvres étaient tuméfiées. Il n'existait aucune déchirure récente à la commissure postérieure. Le col de l'utérus était large. On y introduisait facilement le doigt. On sentait, au-dessus du pubis, le même organe encore volumineux.

Conclusions. De ce qui précède, les docteurs en médecine concluent :

1° Que la fille D... était accouchée ;

2° Que l'accouchement avait eu lieu très-récemment (il datait de la nuit);

3° Qu'il avait dû être facile;

4° Qu'enfin cette fille n'était pas primipare.

Autopsie du cadavre de l'enfant de Marie D... Le même jour, 17 mars 1861, les mêmes médecins se rendirent à l'hôpital Napoléon III, accompagnés de M. Perier, commissaire de police, qui y avait fait transporter l'enfant dont la fille D... était accouchée le même jour, à quatre heures du matin; et après avoir prêté le serment exigé par la loi, ils procédèrent à l'ouverture du cadavre de ce nouveau-né.

État extérieur. Cet enfant était du sexe féminin, n'offrait aucun signe de putréfaction. Il pesait 3 kilogrammes 60 grammes. Sa longueur, depuis le sommet de la tête jusqu'à la plante des pieds, était de 50 centimètres, depuis la première partie jusqu'à l'ombilic de 27, et de ce dernier à la plante des pieds de 23.

Ce qui restait du cordon avait 45 centimètres de long, son extrémité avait été déchirée et non coupée.

Il n'existait autour du cou aucune trace de strangulation, de même qu'au pourtour de la bouche et du nez. On ne découvrait, malgré des incisions faites avec soin, aucune ecchymose dans ces parties.

On ne trouva aucun corps étranger dans la bouche.

Les épiphyses des fémurs renfermaient à leur centre un point rougeâtre d'ossification. Les ongles dépassaient la pulpe des doigts.

Tête. Les cheveux étaient bruns, longs de 3 centimètres. Le cuir chevelu ne présentait aucune infiltration séro-sanguine à son sommet. Les os de la tête ne chevauchaient aucunement les uns sur les autres.

Le diamètre bipariétal avait 9 centimètres de longueur, l'occipito-frontal 11, l'occipito-mentonnier 13.

Après avoir enlevé la voûte osseuse, on trouvait les sinus gorgés de sang noir, les vaisseaux de la surface du cerveau, ceux des plexus choroïdes et ceux de la base distendus par le même liquide. La substance cérébrale était d'un rose assez foncé, elle était saine, ainsi que le cervelet et la moelle allongée.

Poitrine. La voussure du thorax était prononcée. Les poumons étaient rosés, recouvraient en partie le péricarde. Enlevés avec le thymus et le cœur et mis dans le plateau d'une balance, ils pesaient 35 grammes. Projetés dans un seau rempli d'eau, ils surnageaient, tandis que les deux derniers organes, après avoir été séparés, gagnaient rapidement le fond du liquide.

Le poumon droit pesait 20 grammes. Il était rosé, crépitant. Plongé dans l'eau, il surnageait, même après avoir été fortement comprimé entre les doigts. Une portion du lobe supérieur, soumise à une pression de 60 kilogrammes et réduite à l'état de membrane, gagnait rapidement la surface de l'eau, même après avoir été en quelque sorte désorganisée par la même compression exercée une seconde fois. Il en fut de même pour de semblables parcelles des lobes moyen et inférieur.

Le poumon gauche pesait 17 grammes. Il était crépitant mais congestionné. Il surnageait. Son lobe supérieur soumis aux mêmes expériences docimasiques que celui du droit, remontait constamment et avec vitesse à la surface de l'eau dans laquelle on l'immergeait. Il en fut de même de l'inférieur.

Les tuyaux bronchiques ne fournissaient, par la pression, aucun liquide spumeux.

Le cœur avait son volume normal. Le trou de Botal n'était pas fermé.

Ventre. L'estomac était vide et seulement tapissé de mucus. Les intestins grêles ne renfermaient que des mucosités légèrement colorées en jaune, devenant plus épaisses, avec une légère teinte verdâtre dans l'iléon, laquelle devenait d'une couleur vert-pomme dans le cæcum, où déjà les caractères du méconium étaient prononcés. L'épaisseur et la viscosité de ce dernier augmentaient dans le colon, où sa coloration devenait d'un vert très-foncé, et même noirâtre dans l'S iliaque et le rectum.

Le foie était volumineux, gorgé de sang. La rate était de volume normal. Les reins multilobes étaient d'un rouge intense, mais sains. La vessie était vide et fortement contractée.

Conclusions. De ce qui précédait, les docteurs en médecine conclure :

1° Que l'enfant qu'ils avaient examiné était né à terme et viable;

2° Qu'il avait respiré complétement et par conséquent vécu;

3° Qu'enfin la cause de la mort avait été l'asphyxie par privation d'air.

Cette observation est un exemple d'un accouchement datant de douze heures seulement. En effet, tous les signes était bien ceux d'une parturition très-récente. Ainsi, le lait n'avait pas encore monté aux seins, il y avait écartement des muscles droits, dilatation de l'ombilic, raphé brunâtre. Il s'écoulait du sang par le vagin, le col de l'utérus étant large permettait l'introduction facile du doigt. La matrice était sentie parfaitement au-dessus du pubis.

Le grand nombre de vergetures blanches existant sur le ventre, la largeur du vagin et de son orifice, l'absence de déchirure de la commissure postérieure, la disposition si bien détachée des mamelons, indiquaient, en outre, que la fille D... n'était pas primipare.

Si j'ai cru devoir ajouter aux détails de la visite de cette dernière, ceux de l'autopsie du cadavre de son enfant nouveau-né, c'est parce qu'ils apportaient, par leur précision, un grand degré de certitude sur l'une des causes les plus fréquentes de la mort par privation d'air, cause pour l'affirmation de laquelle les médecins-légistes sont si souvent embarrassés. En effet, les sinus cérébraux, les vaisseaux de la surface de l'encéphale, ceux des plexus choroïdes et de la base du crâne étaient gorgés de sang noir, de même que le foie, ce qu'on remarque toujours dans ce genre de mort. De plus, l'absence de traces de strangulation et d'ecchymoses au pourtour du nez et de la bouche, indiquait qu'on avait étouffé l'enfant en appliquant sur ces dernières ouvertures, soit la main, soit un tampon de linge ou un oreiller. C'est un moyen fréquemment employé par les filles-mères pour arrêter promptement les cris de leur enfant, et en même temps pour lui ôter la vie, dans le but de pouvoir cacher la preuve de leur faute.

Obs. XVII. Les docteurs en médecine soussignés ont été requis d'accompagner M. le procureur impérial de Rennes et M. le juge d'instruction, assisté de son commis greffier, au bourg de B..., pour reconnaître si la fille F..., Marie, domestique, âgée de 32 ans, était accouchée, et si elle avait donné la mort à son enfant. En conséquence, après avoir prêté le serment exigé par la loi, nous avons commencé nos opérations par la visite de l'inculpée.

Visite de la fille F... Les mamelles étaient engorgées, surtout la droite. Les aréoles et les mamelons étaient d'un rouge légèrement brunâtre, détachés et longs. Quand on les pressait, il en sortait du lait séreux avec abondance et en jaillissant. Les veines sous-cutanées étaient très-apparentes et gonflées.

L'abdomen était volumineux, l'ombilic large, les muscles droits écartés.

On remarquait des vergetures rosées sur la partie inférieure et moyenne du bas-ventre, et des varices à la partie antérieure des cuisses.

Le globe utérin, volumineux, dépassait le pubis.

Le vagin était large. Il n'y avait aucune déchirure à la fourchette.

Les grandes lèvres étaient tuméfiées. Il s'écoulait par la vulve du sang d'odeur lochiale.

Le col de la matrice était gros, mou, fissuré aux extrémités de la fente transversale, surtout à gauche. Le doigt pouvait être introduit dans sa cavité.

Conclusions. De ce qui précède, les médecins expertsc onclurent :

1° Que la fille F... était accouchée ;

2° Que l'accouchement ne remontait pas à plus de quatre jours;

3° Qu'il avait eu lieu à terme;

4° Qu'enfin cette fille n'était pas primipare.

Autopsie du cadavre de l'enfant nouveau-né de la fille F..., Marie. L'enfant était du sexe féminin. Il pesait 3 kilogrammes 123 grammes. Il n'offrait aucun signe de putréfaction. Son visage était rouge, congestionné. Le placenta tenait au corps par le cordon ombilical resté intact. La longueur du sujet, depuis le sommet de la tête jusqu'à la plante des pieds, était de 49 centimètres; de la première partie à l'ombilic de 26 et demi; et de ce dernier à la plante des pieds de 22 et demi.

Les ongles dépassaient la pulpe des doigts et celle de l'extrémité des orteils.

Les épiphyses des fémurs offraient à leur centre un point d'ossification rougeâtre tellement dur que le scalpel ne pouvait le couper.

Il n'y avait point de corps étranger dans la bouche et le pharynx.

Une corde, longue de 75 centimètres, faisait quatre tours très-serrés autour du cou. Elle était nouée, en avant et à droite par un double nœud. Entre les tours, la peau faisait un bourrelet rouge, tendu, avec phlyctènes à droite qui contenaient de la sérosité. Ce lien avait formé un sillon profond.

Tête. Les cheveux étaient châtains, longs de 2 centimètres et demi. On remarquait un épanchement séro-sanguinolent au-dessous du péricrâne, vis-à-vis la fontanelle antérieure et supérieure, lequel dénotait que l'accouchement avait eu lieu par le sommet de la tête.

Les os du crâne ne présentaient aucune fracture. Les vaisseaux du cerveau étaient injectés. Ce viscère était mou, d'une teinte rosée, les ventricules vides et les veines des méninges distendues.

Poitrine. Le thorax était bombé, les poumons noirs, très-congestionnés. Ces organes, le thymus et le cœur enlevés, pesaient 103 grammes : projetés dans l'eau, ils en gagnaient le fond.

Le poumon droit pesait 33 grammes. Il se précipitait rapidement au fond du vase rempli d'eau. Il en était de même pour chacun des lobes, séparément.

Le gauche pesait 25 grammes et gagnait également, ainsi que chacun de ses lobes, le fond du même liquide.

Le cœur était de volume normal : ses cavités étaient vides, le trou de Botal n'était pas fermé.

Ventre. L'estomac contenait un mucus blanchâtre, qui devenait jaunâtre dans les intestins grêles, vert-pomme vers la fin de l'iléon et dans le cæcum, où il prenait tous les caractères du méconium, mais surtout dans le colon, où il devenait plus épais et d'un vert noirâtre.

Le foie était volumineux, gorgé de sang, et la vésicule biliaire vide.

La rate était très-congestionnée, les reins dans l'état normal, et la vessie ne contenait pas d'urine.

Conclusions. De ce qui précède, les médecins experts concluent :

1° Que l'enfant dont ils venaient d'examiner le cadavre, était né à terme et qu'il était parfaitement viable;

2° Qu'il avait vécu, comme l'indiquait le gonflement, la coloration rouge avec phlyctènes du bourrelet que formait la peau entre les tours de la corde, mais qu'il n'avait pas eu le temps de respirer complétement et de crier, par suite de la strangulation exécutée rapidement sur lui, au moment où il sortait du sein de sa mère ;

3° Que la cause de la mort avait été l'asphyxie par privation d'air, produite par l'étranglement qu'on avait exécuté à l'aide d'une ficelle assez forte et cordée en double, serrée énergiquement autour du cou, sur lequel elle faisait quatre tours;

4° Qu'enfin, l'accouchement ayant eu lieu par la tête, l'enfant était né vivant.

L'observation précédente offre un double intérêt, d'abord comme spécimen de ce qui s'observe après un accouchement remontant à quatre jours, chez une fille-mère, ensuite comme tableau tranché des marques laissées au cou d'un enfant par la strangulation exécutée à l'aide d'une corde, et en même temps, comme exemple des signes indiquant que cette dernière avait eu lieu pendant la vie.

Mais, ce qu'il y eut surtout de remarquable et d'exceptionnel dans ce fait, ce fut de voir les poumons congestionnés ne pas surnager, et les expériences docimasiques indiquer que l'air n'avait pas pénétré dans ces viscères, et que, par conséquent, l'enfant n'avait pas vécu. Cependant, le contraire avait eu lieu. En effet, pour que le lien constrictif du cou eût pu donner lieu à la formation d'un bourrelet rouge, tendu, et avec phlyctènes remplies de sérosité surmontant le sillon, il avait bien fallu qu'il y eût vie. Seulement, les experts pensèrent que la corde avait été appliquée avant que l'enfant ne criât, et peut-être même avant qu'il n'eût commencé à respirer pleinement, et que, dès lors, l'air n'avait pas eu le temps de pénétrer dans ces organes, qui s'étaient congestionnés rapidement dans une assez grande étendue pour qu'ils ne pussent en fournir des indices. La suffocation avait donc suivi de trop près la naissance pour permettre à l'acte respiratoire de s'établir, malgré que l'enfant (comme des aveux ultérieurs le firent connaître) fût bien réellement vivant quand il était venu au monde. C'était donc la congestion pulmonaire sanguine, véritable apoplexie produite par la strangulation, qui avait brusquement interrompu la respiration au moment où elle commençait.

Obs. XVIII. Les docteurs en médecine soussignés ont été requis de se rendre avec M. le procureur impérial et M. le juge d'instruction de Rennes, assisté de son commis greffier, au Clos de la Croix, dans la commune de G..., pour y visiter la fille N... et faire en même temps l'autopsie du cadavre de son enfant nouveau-né. Ils ont prêté, devant ces magistrats, le serment de fidèlement remplir cette double mission, et commencé leurs opérations à une heure de l'après-midi, le 2 février 1858.

Visite de Marie N... Les glandes mammaires étaient engorgées, les aréoles et les mamelons brunâtres. En pressant ces derniers, il en sortait un liquide séreux, blanc, surtout du côté droit : des veines bleuâtres serpentaient sous la peau.

Le ventre était volumineux, l'ombilic saillant et large. Un raphé brunâtre s'étendait de l'épigastre au pubis. La vulve était un peu gonflée et rouge.

On remarquait, à la fourchette, une déchirure non cicatrisée. Du sang s'échappait du vagin. Les rides transversales de ce dernier conduit étaient effacées.

Le col de l'utérus était entr'ouvert, offrait une éraillure plus profonde à droite et à gauche. Le doigt pouvait être introduit jusque dans l'intérieur de cet organe.

Conclusions. De ce qui précède, les médecins experts concluent :

1° Que la fille N..., âgé de 28 ans, était accouchée récemment ;

2° Que son accouchement ne pouvait pas remonter à huit jours ;

3° Qu'enfin elle avait dû accoucher d'un enfant volumineux, probablement à terme et viable.

Autopsie du cadavre de l'enfant nouveau-né de Marie N... Les mêmes hommes de l'art procédèrent, à deux heures de l'après-midi, à l'ouverture du corps de l'enfant de la fille N..., et constatèrent ce qui suit :

Etat extérieur. Le cadavre était encore enveloppé dans un mouchoir bleu. Il tenait au placenta par le cordon ombilical resté intact, lequel passait à la partie postérieure du cou en forme de châle, revenait obliquement au-devant de la poitrine et du ventre, et contournait le jarret gauche. Il était long de 57 centimètres.

Cet enfant était du sexe féminin. Sa longueur, du sommet de la tête à la plante des pieds, était de 48 centimètres, celle du même à l'ombilic de 25, et de ce dernier à la face inférieure des pieds de 23. Les ongles dépassaient le bout des doigts.

Il n'existait aucun signe de putréfaction. On ne remarquait aucune fracture aux os des membres, et aucune trace de strangulation au cou, ou de violence au pourtour de la bouche et du nez. Il n'y avait dans la première de ces cavités aucun corps étranger.

On ne découvrait, au centre des épiphyses des fémurs, qu'un point d'ossification très-peu marqué.

Le corps entier pesait 2 kilogrammes 620 grammes.

Tête. Les cheveux étaient bruns et longs de 2 centimètres. Les os du crâne étaient intacts. Le diamètre bipariétal avait 9 centimètres de longueur, l'occipito-frontal 12, et l'occipito-mentonnier 13.

Les vaisseaux de la surface du cerveau étaient très-gorgés de sang. Ce dernier organe était rose, très-mou, diffluent.

Poitrine. Le thorax était bombé. Le larynx et la trachée-artère étaient sains et tapissés par un mucus transparent, spumeux.

Les poumons, le cœur et le thymus, enlevés et mis dans le plateau d'une balance, pesaient 80 grammes. Plongés dans un vase rempli d'eau, ils gagnaient rapidement la surface de cette dernière.

Le poumon droit pesait 25 grammes. Il était crépitant. Il surnageait. Chaque lobe, comprimé fortement entre les doigts et immergé, revenait promptement à la partie supérieure du liquide. Il en fut de même des portions de chacun d'eux, qu'on soumettait entre des duplicatures de papier à une première pression de 65 kilogrammes et même à une seconde, de manière à les désorganiser et à les réduire à l'état de membrane.

Le poumon gauche pesait 20 grammes. Les mêmes expériences

docimasiques auxquelles on avait soumis le droit, furent répétées avec le même soin sur cet organe, et les résultats furent identiques.

En comprimant les petits tuyaux bronchiques, on en faisait saillir des gouttelettes d'un mucus battu clair.

Le thymus plongé dans l'eau, comparativement, en gagnait rapidement le fond, ainsi que le cœur. Ce dernier était dans l'état normal : les cavités droites contenaient du sang noir, en partie liquide. Le trou de Botal n'était pas fermé.

Ventre. L'estomac était vide et ne renfermait qu'un mucus blanchâtre. Il en était de même des intestins grêles. Cependant, on ne tardait pas à reconnaître dans l'iléon des matières semi-liquides jaunâtres, qui devenaient plus épaisses et d'un jaune-verdâtre, puis vert-pomme, en approchant du cæcum. Ce dernier intestin, de même que le colon, était distendu par du méconium d'un vert très-foncé.

Le foie était dans l'état normal et assez fortement congestionné.

La rate était de volume ordinaire.

Les reins multilobés étaient sains et la vessie complétement vide.

Conclusions. De ce qui précède, les docteurs en médecine concluent :

1° Que l'enfant nouveau-né de la fille N... était né presque à terme et parfaitement viable ;

2° Qu'il avait complétement respiré et vécu ;

3° Qu'enfin la cause de la mort n'avait pas été naturelle, mais le résultat d'une asphyxie par privation d'air, occasionnée par l'application sur la bouche et le nez, soit de la main, soit d'un mouchoir, soit d'un oreiller.

Dans le cas précédent, les experts durent, pour affirmer que l'accouchement ne remontait pas à huit jours, s'appuyer sur ce que les glandes mammaires étaient engorgées, sur ce qu'en pressant les mamelons il en sortait un liquide séreux blanc, sur l'existence de veines bleuâtres se dessinant au-dessous des seins, sur ce que le ventre était volumineux, l'ombilic saillant et large, le raphé sous-ombilical brunâtre, sur ce que la vulve était encore un peu gonflée et rouge, sur ce qu'une déchirure existant à la fourchette n'était pas encore cicatrisée, sur ce qu'il s'échappait du sang du vagin, enfin sur ce que le col de l'utérus était entr'ouvert et permettait au doigt de s'introduire jusque dans sa cavité.

Quant à la cause de la mort de l'enfant de la fille N..., ce fut, comme dans l'observation XVI, l'asphyxie par privation d'air. Si, en effet, l'on veut bien rapprocher l'état d'engorgement sanguin dans lequel furent rencontrés plusieurs organes, tels que le cerveau, le foie, et la présence de mucus battu d'air dans les bronches, on ne pourra conserver aucun doute à cet égard. Ici, c'est bien encore l'application d'un corps mou, tel que la main, un mouchoir ou un oreiller, qui détermina la mort.

Obs. XIX. Les docteurs en médecine soussignés furent invités, en vertu d'une commission rogatoire, à se rendre, le 17 octobre 1857, avec M. le procureur impérial et M. le juge d'instruction, assisté de son commis greffier, au bourg de Saint-V..., pour y visiter la fille Françoise D..., soupçonnée d'accouchement clandestin. Là, après avoir prêté le serment exigé par la loi, ils ont procédé à cette opération et noté les particularités suivantes :

Les seins étaient peu volumineux, les glandes mammaires nullement engorgées, souples.

Les aréoles et les mamelons rosés : aucun liquide ne s'écoulait de ces derniers par les pressions les plus réitérées.

Le ventre ne présentait aucune vergeture, ni raphé brunâtre, le nombril était rentré et nullement détaché.

On ne découvrait aucune trace de déchirure à la fourchette, ni à l'entrée du vagin. Ce conduit n'était pas étroit, les rides transversales y étaient peu marquées.

Le col de l'utérus était très-petit, conique, n'offrait aucunes marques d'éraillure.

La prévenue déclarait qu'elle avait été dans ses règles quinze jours avant.

Conclusions. De ce qui précède, les experts conclurent :

Que la fille D... ne présentait aucunes traces d'un accouchement récent, et que, dès lors, les bruits de grossesse qu'on avait fait courir sur elle et sur sa disparition six semaines avant l'époque à laquelle leur visite avait lieu, n'étaient aucunement fondés.

Cependant, le 25 mars 1858, M. le juge d'instruction de Rennes crut devoir soumettre la fille Françoise D... à une nouvelle visite, en adjoignant aux précédents médecins un troisième, M. Lacour. En conséquence, il y fut procédé, et voici ce qui fut remarqué :

Deuxième visite de la fille D... On découvrit, au côté gauche du vagin le tracé d'une ancienne déchirure, laquelle avait échappé à la vue lors du premier examen. Après avoir introduit le spéculum, on reconnaissait que le col de l'utérus présentait, en arrière, de petites érosions superficielles, et que sa fissure transversale, plus saillante à gauche qu'à droite, avait de 8 à 9 millimètres d'étendue et était légèrement oblique en arrière.

Le col de la matrice était très-bas. On y introduisait facilement le bout du doigt.

On ne remarquait rien d'insolite à l'anus.

Les trois médecins conclurent de la même manière que lors de la première visite.

Dans l'exemple que je viens de citer, la rumeur publique accusait la fille D... d'être accouchée, six semaines avant, et la justice, informée de ces bruits, dut se rendre au village de Saint-V..., qu'habitait l'inculpée.

Cette dernière, soumise à une première visite, ne présentait aucun signe d'un accouchement pouvant remonter à cette époque. Ainsi, les seins n'étaient nullement engorgés. Il ne s'écoulait, par des pressions réitérées, aucun liquide des mamelons, qui étaient roses. Le ventre n'offrait ni vergetures ni raphé brunâtre, n'était nullement développé. Le nombril n'était pas dilaté. Il n'y avait aucune trace de déchirure à la fourchette. Le col de l'utérus était petit, conique. Les experts durent donc conclure qu'il n'y avait eu aucun accouchement récent.

D'un autre côté, le peu d'étroitesse du vagin, l'effacement partiel de ses rides transversales faisaient penser, avec raison, que cette fille avait eu de fréquents commerces avec les hommes.

Un second examen des parties génitales au spéculum fit reconnaître une petite éraillure de 8 à 9 millimètres d'étendue, à direction légèrement oblique en arrière, sur le côté droit du col de l'utérus, l'état d'abaissement de ce dernier, mais la même absence de signes de grossesse et d'un accouchement antérieur.

Obs. XX. Les docteurs en médecine experts soussignés, déclarent que ce jour, 24 février 1859, ils ont accompagné M. le procureur impérial et M. le juge d'instruction de Rennes, assisté de son commis greffier, à la ferme du C..., dans la commune de Taleusac, et qu'à midi ils ont procédé à la visite de la fille Constance S..., et ensuite à l'autopsie du cadavre de son enfant, et noté les particularités suivantes :

Ils avaient préalablement prêté le serment exigé par la loi.

Les glandes mammaires étaient engorgées, les aréoles et les mamelons brunâtres.

Par la pression de ces derniers il sortait facilement du lait.

Le ventre était volumineux, l'ombilic saillant, et au-dessous, le raphé brunâtre.

On n'y observait pas de vergetures blanches anciennes. La ligne blanche offrait un écartement sensible.

Le fond de l'utérus était senti au-dessus du pubis. Son col était mou, plissé, fissuré, plus à droite qu'à gauche, entr'ouvert, en sorte qu'on pouvait y introduire le bout du doigt. Les plis du vagin étaient effacés. La vulve était peu gonflée. Il existait une petite déchirure à la fourchette.

Conclusions. De ce qui précède, les experts conclurent

1° Que la fille S... était accouchée récemment;

2° Que l'accouchement devait remonter à cinq ou six jours;

3° Qu'il avait dû être facile et le travail peu prolongé ;

4° Qu'enfin cette fille était primipare.

Autopsie du cadavre de l'enfant nouveau-né de la fille S... Les mêmes experts ont procédé, à trois heures de l'après-midi, à l'ouverture du corps de ce petit sujet, qui était du sexe féminin. Sa longueur était de 24 centimètres. Celle du sommet de la tête à l'ombilic de 19, et de ce dernier aux pieds de 15. Le cordon avait été coupé. Il en restait un bout, long de 22 centimètres. Les ongles ne dépassaient pas le bout des doigts, ni ceux des orteils. Cet enfant pesait 850 grammes. On ne trouvait aucun point d'ossification dans les épiphyses des fémurs.

Tête. Il n'y avait pas de cheveux, un léger duvet les remplaçait.

Le diamètre bipariétal avait 7 centimètres de longueur, l'occipito-frontal 9 et demi, et l'occipito-mentonnier 11.

Le cerveau tombait en deliquium.

Poitrine. Les poumons étaient affaissés de chaque côté de la colonne vertébrale et d'un rouge très-foncé : enlevés avec le cœur et le thymus et mis dans le plateau d'une balance, ils pesaient 23 grammes. Ils gagnaient rapidement le fond de l'eau dans laquelle on les jetait.

Le poumon droit pesait 11 grammes et donnait le même résultat lorsqu'on le soumit à cette épreuve. Le gauche en pesait 6 et se comportait de la même manière que le précédent.

Le cœur était dans l'état normal, et le trou de Botal très-ouvert.

Ventre. L'estomac était complétement vide, ainsi que les intestins. On trouvait dans le cæcum et le colon du méconium d'une couleur verdâtre.

Le foie était gorgé de sang d'un rouge noirâtre.

La rate était petite, noire. Les reins et la vessie étaient sains.

Conclusions. De ce qui précède, les docteurs en médecine concluent :

1° Que l'enfant de la fille S... était venu au monde mort-né,

2° Qu'il n'avait pas respiré et par conséquent qu'il n'avait pas vécu ;

3° Qu'enfin il n'était pas à terme et qu'il pouvait être âgé tout au plus de six mois et demi.

Dans le cas précédent, tous les signes qu'offrait Constance S... étaient bien ceux d'un accouchement récent ; seulement il y avait à décider à combien de jours il pouvait remonter. Les experts, d'après l'engorgement des glandes mammaires, la sortie facile du lait des mamelons, le gonflement de la vulve, l'aspect de la petite déchirure de la fourchette, l'état mou, dilaté et fissuré du col de l'utérus, la tumeur de cet organe au-dessus du pubis, l'absence de fièvre, devaient conclure que l'accouchement ne pouvait pas remonter au delà de cinq ou six jours. Les aveux de la prévenue confirmèrent la justesse de cette appréciation.

Cette observation est encore instructive, 1° en ce qu'elle fait connaître les signes qui indiquent qu'un enfant n'est pas à terme, lesquels étaient, dans l'espèce, le poids et la longueur du corps, l'absence de points d'ossification au centre des épiphyses des fémurs, celle des cheveux, la brièveté des ongles, l'étendue des divers diamètres de la tête;

2° En ce qu'elle permet d'assigner les caractères de l'aspect des poumons, dans le cas où il n'y a pas eu d'acte respiratoire, lesquels étaient : leur affaissement de chaque côté de la colonne vertébrale, leur rougeur foncée, leur défaut de crépitation et leur précipitation rapide au fond de l'eau dans laquelle on les plongeait.

Obs. XXI. Par suite d'un réquisitoire de M. le juge d'instruction de Rennes, les docteurs en médecine soussignés ont accompagné ce magistrat, assisté de son commis greffier, et M. le procureur impérial, le 2 octobre 1859, à T..., commune de C..., pour y visiter la fille Jeanne-Marie F..., accusée d'infanticide. Là, après avoir prêté le serment exigé par la loi, ils ont commencé leur première opération et noté ce qui suit :

Chez cette prévenue, qui était âgée de 23 ans, les mamelles, quoique flasques, étaient encore engorgées, les aréoles et les mamelons brunâtres. Lorsqu'on pressait ces derniers entre les doigts, il en jaillissait, surtout à gauche, en abondance, un lait blanc, crémeux, bien lié.

Le sein droit présentait, au-dessous de l'aréole, à une petite distance de celle-ci, deux lignes blanchâtres (vergetures). On remarquait encore sur la gauche quelques autres petites taches blanches.

Le ventre était volumineux et tendu. Le raphé sous-ombilical était brunâtre, le nombril saillant. Il existait au côté droit de l'hypogastre une vergeture blanche, et trois à quatre violacées; en outre, une vingtaine d'autres blanches, à la partie antérieure et supérieure de la cuisse du même côté.

On découvrait, à l'entrée du vagin et du côté droit, une déchirure peu étendue. Les grandes lèvres et les petites étaient flasques, les rides du vagin effacées. En introduisant le doigt dans ce conduit, il atteignait facilement le col de l'utérus, pouvait pénétrer dans sa cavité et faire reconnaître qu'il était fissuré de chaque côté. On ne sentait pas la matrice au-dessus du pubis, en déprimant fortement les parois du ventre.

Conclusions. De ce qui précède, les experts conclurent : 1° que la fille Marie F... était accouchée récemment;

2° Que l'accouchement ne devait pas remonter à plus de douze à quinze jours, comme l'indiquaient la présence d'un lait assez abondant dans les seins et un reste de flux lochial;

3° Que l'accouchement avait dû être facile et prompt;

4° Qu'enfin, tout portait à croire que cette fille n'était pas primipare, ce que démontraient l'extrême flaccidité des seins, les vergetures blanches qu'on y remarquait, l'existence de lignes semblables au côté droit de l'hypogastre et à la partie supérieure et antérieure de la cuisse du même côté, la double déchirure du col de l'utérus, l'exiguïté de celle qui avait son siége à la partie droite de l'entrée du vagin et non à la fourchette, malgré que l'enfant eût dû être volumineux et très-fort, phénomènes qui dénotaient que plusieurs accouchements avaient dû avoir lieu, une ou plusieurs années avant le dernier.

Autopsie du cadavre de l'enfant de la fille Marie F... Les mêmes hommes de l'art, après avoir de nouveau rempli les formalités exigées par la loi, procédèrent à l'examen des restes du nouveau-né de la fille F..., qu'elle avait cachés profondément au haut d'une meule de paille. Voici ce qui fut noté par eux :

État extérieur. L'enfant était du sexe féminin. Le corps était desséché et presque réduit à l'état de momie, noir et très-léger. Il n'existait aux membres aucune fracture. On ne trouvait pas de traces du cordon ombilical aux téguments du ventre. Les doigts des mains étaient recoquevillés et les côtes gauches à nu.

La longueur du cadavre était de 45 centimètres. On découvrait, autour de la partie inférieure du cou, une ligature fortement serrée, faisant deux tours et demi à trois autour de cette partie. Elle ressemblait à une peau d'anguille desséchée. On reconnaissait, malgré la dessiccation des téguments, un sillon très-profond, trace de la forte constriction exercée sur ce point. En ouvrant le larynx et la trachée-artère, la partie de cette dernière qui correspondait au lien était aplatie et se touchait de manière à intercepter le passage de l'air.

Ce lien était formé par le cordon ombilical desséché. En effet, après l'avoir fait macérer dans l'eau pendant vingt-quatre heures, l'œil armé d'une forte loupe reconnaissait parfaitement sa nature, et ses deux extrémités se terminaient par des pointes à bords frangés et irréguliers, sans qu'on pût dire comment le cordon avait été séparé, soit du corps de l'enfant, soit du placenta qui n'avait pas été retrouvé.

Les épiphyses des fémurs offraient un point d'ossification très-marqué.

Tête. Les cheveux étaient brunâtres et longs de 3 centimètres, le diamètre occipito-mentonnier de la tête de 14, l'occipito-frontal de 12. Quant à celui bipariétal, il était réduit à 7 centimètres, à cause de l'aplatissement prononcé qu'avait subi la tête dans ce sens, sous l'influence du poids de la paille foulée au-dessus de cette partie.

Les os du crâne étaient bien ossifiés ; seulement les deux pariétaux chevauchaient fortement l'un sur l'autre, par suite de la compression latérale qu'ils avaient éprouvée. Le cerveau réduit à un détritus noirâtre, desséché, achevait d'être dévoré par un grand nombre de vers qui y remuaient avec une grande vivacité.

Poitrine. Les côtes, à gauche, étaient à nu par suite de la destruction des téguments qui les recouvraient. Les poumons étaient détruits, il n'en restait qu'un détritus léger, noir, formé par leur trame et leurs vaisseaux.

Ventre. Ses parois étaient parcheminées, noires, sèches. En les incisant, on découvrait la masse intestinale et l'on distinguait parfaitement des portions du gros intestin qui, coupées transversalement, étaient vides. Le reste des organes était méconnaissable et converti en un magma noirâtre et desséché.

Conclusions. De ce qui précède, les docteurs en médecine conclurent : 1° que l'enfant dont ils venaient d'examiner les restes, était né à terme ;

2° Qu'il était fort bien constitué et viable;

3° Qu'enfin l'absence de toute trace de violence, soit aux membres, soit sur le tronc, et l'existence d'un lien tourné au moins deux fois et demi autour du cou, et ayant été fortement serré, comme l'indiquait la trace d'un sillon profond encore apercevable sur les téguments desséchés et sur la trachée-artère, prouvaient que la constriction énergique effectuée avec le cordon sur cette partie, avait pu occasionner promptement la mort, en interceptant complétement le passage de l'air dans les poumons.

Cette observation est intéressante, 1° sous le rapport de la justesse d'appréciation de la parturition ; 2° sous celui de la cause de mort de l'enfant et de l'état de dessiccation dans lequel il fut rencontré (ce qui est rare), et cependant de la possibilité d'indiquer la cause de la mort. En effet, pour le premier, les experts se fondèrent, pour faire remonter à douze ou quinze jours l'époque de l'accouchement sur l'état d'engorgement des mamelles non distendues, sur l'abondance d'un lait crémeux, bien lié, qu'on pouvait faire jaillir des mamelons par la pression, sur l'état volumineux et tendu du ventre, sur la présence d'un raphé brunâtre sous-ombilical, sur la saillie du nombril, sur l'état de flaccidité des grandes lèvres, sur l'existence d'une déchirure peu étendue au côté droit du vagin, sur la facilité du doigt à pénétrer dans la cavité du col utérin, sur l'état fissuré des extrémités de la fente transversale, sur ce qu'on ne sentait pas la matrice au-dessus du pubis, en déprimant fortement les parois du ventre; enfin, sur l'écoulement d'un reste de flux lochial. Donc, lorsqu'on rencontrera cet ensemble de signes, on devra très-rationnellement conclure que la parturition ne remonte pas à une période plus longue que celle assignée au commencement de cet alinéa.

Les mêmes médecins s'étayèrent, pour affirmer des grossesses antécédentes chez la fille F..., de l'existence de vergetures blanches sur les seins, l'hypogastre et la partie antérieure et supérieure de la cuisse droite parfaitement distinctes, de la flaccidité des seins, de la double déchirure du col utérin, de l'exiguïté de celle qui existait à la partie droite du vagin et non à la fourchette, malgré que l'enfant eût dû être volumineux.

Sous le second rapport, les mêmes purent, malgré que le corps de l'enfant, exposé au haut d'une meule de paille, eût été desséché et presque réduit à l'état de momie, reconnaître qu'il était né à terme, d'après la mensuration des divers diamètres de la tête, la longueur des cheveux, l'existence d'un point d'ossification au centre des épiphyses du fémur, l'état d'ossification des os du crâne, la longueur du crâne. Il y a plus, ils purent affirmer que la cause de la mort avait été l'asphyxie par privation d'air, due à la strangulation, et que le lien dont on s'était servi pour effectuer cette dernière, avait été le cordon ombilical, faisant deux tours et demi à trois tours autour du cou, et que la constriction avait dû être forte, si l'on en jugeait par le sillon profond qui existait au cou et par l'aplatissement de la trachée-artère, dont les faces opposées se touchaient.

Ce cas de médecine légale est un des plus singuliers qui se soient présentés à mon observation; car il est bien rare qu'on soit appelé à examiner, en matière d'infanticide, des enfants réduits à l'état de momification, et l'on peut préjuger dans quelle impossibilité se seraient trouvés les experts pour assigner la cause de la mort, s'ils n'avaient découvert, sur les téguments desséchés du cou et sur la trachée-artère, la trace d'un sillon profond. La constriction par deux tours et demi du cordon ombilical autour de cette partie, aurait-elle pu s'effectuer dans le sein de la mère, et l'étranglement être le résultat de sa tension par les seules contractions de la matrice, lors de la sortie de la tête de l'enfant dans l'acte de la parturition? L'asphyxie aurait très-bien pu être déterminée, mais le cordon n'aurait pas laissé sur le cou, d'après ce que m'a appris l'expérience, la trace d'un sillon aussi profond que celle qui fut rencontrée sur cette partie, et, en outre, la considération que les deux extrémités du cordon avaient été déchirées et celui-ci séparé, à la fois du corps de l'enfant et du placenta, pour servir de moyen d'étranglement, avaient dû déterminer les experts à être aussi affirmatifs à déclarer que la mort n'avait pas été naturelle.

Obs. XXII. Le 26 juin 1858, les docteurs en médecine soussignés furent appelés à la chambre d'instruction de Rennes, M. Potier requérant, pour y visiter la fille Perrine M..., âgée de vingt-cinq ans, demeurant chez ses parents au village de V..., dans la commune de G.... Ils prêtèrent serment et reconnurent ce qui suit :

Les aréoles et les mamelons étaient rouges. En comprimant le droit, le lait en jaillissait abondamment et assez loin.

Le ventre était volumineux, l'ombilic large et saillant, les muscles droits écartés.

On remarquait, au-dessous du nombril, un raphé brunâtre, mais pas d'éraillure à la peau.

Le vagin présentait, en arrière et à droite, une déchirure d'un centimètre de longueur ; il était large et les plis transversaux effacés.

Le col de l'utérus était clos et fissuré aux extrémités de sa fente.

Conclusions. De ce qui précédait, les hommes de l'art conclurent :

1° Que la fille M... était accouchée ;

2° Que l'accouchement pouvait remonter à dix-huit ou vingt jours ;

3° Que l'enfant dont elle était accouchée, était à terme ou à peu près ;

4° Qu'enfin les taches de sang si larges et si abondantes notées sur les chemises qui leur avaient été présentées, devaient avoir été des suites de couche, quoique, eu égard à leur dessèchement, l'odeur lochiale ne se fît plus sentir.

Autopsie du cadavre de l'enfant de la fille M.... Les mêmes médecins procédèrent, après avoir de nouveau prêté le serment exigé par la loi, à l'ouverture du corps de l'enfant de la fille M... et notèrent ce qui suit :

Etat extérieur. Ce nouveau-né était du sexe masculin, long de 47 centimètres, du sommet de la tête à l'ombilic, et de 24 de ce dernier à la plante des pieds de 23. Il pesait 2 kilogrammes moins 200 grammes. Un bout de cordon, long de 12 centimètres et qui avait été coupé assez nettement et transversalement, tenait encore au nombril.

La langue faisait une assez forte saillie entre les dents. On remarquait dans le fond de la bouche, à l'entrée du pharynx et du larynx, un tampon de terreau ou terre noirâtre dont à peine le quart fut recueilli, l'autre portion étant tombée dans la boue qui recouvrait le sol.

L'épiderme, par suite de la putréfaction et du séjour assez long du cadavre dans une eau stagnante, s'enlevait facilement.

Les ongles dépassaient la pulpe des doigts. Le ventre était fortement distendu par des gaz, de même que les bourses.

On ne découvrait autour de la bouche et du nez aucune ecchymose. Il en était de même au cou, où la dissection la plus minutieuse démontrait qu'aucune tentative de strangulation n'avait eu lieu.

Les épiphyses des fémurs renfermaient un point d'ossification rouge, de forme à peu près ronde et de 3 à 4 millimètres d'étendue.

Tête. Les cheveux étaient bruns et longs de 3 centimètres. Le diamètre bipariétal avait 9 centimètres d'étendue, l'occipito-frontal 12, et l'occipito-mentonnier 14.

Le cerveau était converti en un déliquium rougeâtre, infecte, qui s'écoulait comme un liquide.

L'os frontal présentait, du côté gauche, des fractures avec enfoncement. Il en était de même de la voûte orbitaire correspondante. Les pariétaux étaient dans le même cas, et les fragments osseux étaient au nombre de quatre et de forme quadrangulaire irrégulière.

Poitrine. La voussure du thorax était prononcée. Les poumons étaient rosés, crépitants. Enlevés avec le thymus et le cœur, et mis dans une balance, ils pesaient 500 grammes. Plongés dans l'eau, ils surnageaient et gagnaient rapidement la surface.

Le droit pesait 13 grammes. Son lobe supérieur ne surnageait pas après avoir été comprimé entre les doigts. Le moyen, soumis à la même épreuve, donnait un résultat contraire, tandis que comprimé par un poids de 60 kilogrammes, il tombait au fond du liquide. En faisant la même expérience sur le lobe inférieur, on obtenait des effets semblables.

Le poumon gauche pesait 11 grammes. Son lobe supérieur immergé, surnageait, mais comprimé entre les doigts, un résultat contraire avait lieu. L'inférieur, très-crépitant, flottait à la surface de l'eau, tandis que lorsqu'il eut été fortement serré entre les doigts, il n'en fut plus ainsi.

Les petits tuyaux bronchiques ne contenaient pas de mucus battu d'air.

Le cœur était dans l'état normal. Le trou de Botal n'était pas fermé.

Ventre. Il était distendu par des gaz résultant de la putréfaction. L'estomac était vide, ainsi que les intestins jéjunum et iléon. Le cœcum renfermait du méconium d'un jaune verdâtre qui devenait plus abondant dans le colon, et d'une couleur verte, d'autant plus foncée, qu'on l'examinait plus près du rectum ; il remplissait également ce dernier.

Le foie était flasque, nullement gorgé de sang. Il en était de même de la rate.

Les reins multilobés étaient sains ; la vessie ne contenait pas une goutte d'urine.

Conclusions. De ce qui précédait, les docteurs en médecine concluent ;

1° Que l'enfant de la fille M... était né à terme;

2° Qu'il avait vécu et complétement respiré ;

3° Que la cause de la mort avait été l'asphyxie par privation d'air due à l'introduction de terreau dans le fond de la gorge jusqu'à l'entrée du larynx, cette substance y ayant été enfoncée par la prévenue ;

4° Que les fractures nombreuses avec dépression, observées aux os du crâne, avaient été déterminées par les pierres dont on avait chargé le cadavre, pour l'empêcher de surnager, et nullement produites pendant la vie, comme le démontrait l'absence d'ecchymoses et de rougeurs dans les parties molles contiguës ;

5° Qu'enfin l'enfant était déjà mort quand il avait été jeté dans l'eau.

Comme cette fille alléguait qu'elle avait fait une chutes ur le côté gauche, laquelle avait probablement déterminé la mort de son enfant, M. le juge d'instruction crut devoir soumettre, le 29 juillet. Perrine M... à un nouvel examen, mais les experts ne découvrirent aucune trace de contusions ou d'écorchures sur le côté gauche de la poitrine et sur la région correspondante du ventre, parties sur lesquelles elle disait être tombée.

En conséquence, ils conclurent que les allégations de la prévenue étaient mensongères.

Dans le cas que je viens de relater, les signes sur lesquels s'appuyèrent les médecins, pour établir que l'accouchement ne pouvait remonter à plus de dix-huit ou vingt jours, furent l'abondance du lait qu'on faisait jaillir des mamelons par la pression, la saillie de l'ombilic, l'écartement des muscles grands droits, la déchirure de l'entrée du vagin en arrière et à droite, les replis effacés de ce dernier conduit, l'occlusion du col de l'utérus et la disposition fissurée des extrémités de sa fente transversale.

La fille M... avait donné la mort à son enfant en l'asphyxiant à l'aide du terreau dont elle avait rempli la bouche et l'arrière-gorge.

Quant aux fractures des os du crâne, elles avaient été déterminées, après la mort, par les pierres dont elle avait surchargé le corps pour l'empêcher de surnager. Les hommes de l'art se fondèrent, pour établir que les lésions ne pouvaient avoir eu lieu pendant que l'enfant était vivant, sur l'absence d'ecchymoses et de rougeurs dans les parties molles contiguës.

Obs. XXIII. Les docteurs en médecine soussignés déclarent que ce jour, 9 avril 1858, sur le réquisitoire de M. B... juge d'instruction de Rennes, ils se sont rendus près de ce magistrat, ont prêté devant lui le serment de bien et fidèlement remplir la mission qu'il leur confiait, de visiter la fille P... et de faire un rapport sur les résultats de cet examen. Ils ont de suite procédé à ce dernier et constaté ce qui suit :

Les mamelles étaient de volume ordinaire, les glandes mammaires encore un peu engorgées. Les aréoles et les mamelons avaient une couleur brune assez foncée. Il s'écoulait encore du lait assez abondamment de ces derniers lorsqu'on les pressait entre les doigts.

La peau du ventre était fortement plissée, semée de vergetures blanchâtres.

Le raphé sous-ombilical était brunâtre et très-marqué, l'écartement de la ligne blanche considérable. On ne sentait pas la matrice en déprimant les téguments au-dessus des pubis.

La vulve était très-dilatée. On remarquait à la fourchette et vers le côté gauche, une petite déchirure qui n'était pas encore entièrement cicatrisée.

Le col de l'utérus était conique, bien revenu sur lui-même, mais fissuré en avant et à gauche. Il n'y avait aucun écoulement par les parties génitales.

Conclusions. De ce qui précédait, les experts conclurent.

1° Que la fille P... était accouchée ;

2° Que l'accouchement devait remonter à vingt-quatre ou trente jours tout au plus ;

3° Qu'il avait pu être assez court, par suite de parturitions antécédentes, car la prévenue n'était pas primipare ;

4° Qu'enfin l'enfant qu'elle avait mis au monde devait être à terme ou à peu près.

Dans l'exemple précédent, les médecins s'appuyèrent, pour ne faire remonter l'accouchement qu'à vingt-quatre ou trente jours tout au plus, sur ce que les glandes mammaires étaient encore un peu engorgées, sur ce qu'il s'écoulait du lait assez abondamment par la pression des mamelons, sur ce qu'il n'apparaissait sur le ventre que des vergetures blanchâtres, sur ce que l'écartement entre les muscles droits était considérable, sur ce que l'on ne sentait pas la matrice en déprimant les téguments au-dessous du pubis, sur ce que la vulve était très-dilatée et qu'il existait sur le côté gauche de la fourchette une petite déchirure non encore entièrement cicatrisée, sur ce que le col de l'utérus était bien revenu sur lui-même, quoique fissuré en avant et à gauche, et enfin sur ce qu'il y avait aucun écoulement par le vagin.

En outre, il fut facile de reconnaître, par suite de l'existence des nombreuses vergetures blanches remarquées sur le ventre, et de l'extrême dilatation de la vulve, que la fille P... n'était pas primipare.

Obs. XXIV. Par suite d'une commission rogatoire adressée par M. le juge d'instruction de Rennes aux docteurs en médecine soussignés, ces derniers furent chargés de visiter la femme V..., âgée de vingt-six ans, demeurant dans la commune de Saint-J.... Après avoir prêté le serment exigé par la loi, ils procédèrent à cette opération et notèrent ce qui suit :

Les mamelles n'étaient pas engorgées. Les aréoles et les mamelons étaient légèrement brunâtres. Il suintait de ces derniers, par des pressions réitérées, une sérosité blanchâtre lactescente.

Le ventre était volumineux, l'ombilic saillant, le raphé sous-ombilical brunâtre. On remarquait des plis transversaux à la partie inférieure de l'abdomen.

Le vagin était large, à rides effacées. Son orifice offrait, en arrière, une cicatrice résultant d'une déchirure qui pouvait avoir 1 centimètre et demi d'étendue. Le col de l'utérus était assez gros, élevé, conique, fermé et fissuré à l'extrémité gauche de son diamètre horizontal.

Conclusions. De ce qui précédait, les médecins experts conclurent :

1° Que la femme V... était accouchée ;

2° Que la parturition devait remonter à environ deux mois ;

3° Qu'enfin, d'après les déchirures observées aux parties sexuelles, l'enfant devait être à terme.

Autopsie du cadavre de l'enfant de la femme V... Les mêmes hommes de l'art accompagnèrent M. le substitut du procureur impérial et M. le juge d'instruction de Rennes, assisté de son commis-greffier, au village de L..., dans la commune de Saint-T..., pour faire l'autopsie du cadavre de l'enfant de la femme V..., et le 20 septembre 1857, à trois heures de l'après-midi, ils commencèrent leur opération, après serment préalablement prêté, et constatèrent ce qui suit :

Le corps de l'enfant exhumé du milieu d'un champ, où il avait été enfoui, était passé à l'état de gras de cadavre à l'extérieur. Dégagé de la terre qui y adhérait et mis dans le plateau d'une balance, il pesait 1 kilogramme 150 grammes. Il était du sexe féminin. Sa longueur était de 45 centimètres. On trouvait, au centre des épiphyses des fémurs, un point rond d'ossification, de 4 à 5 millimètres de diamètre. Il n'existait aucune fracture aux membres. Ceux thoraciques étaient complétement détachés, les mains manquaient, les jambes et les cuisses étaient dans le même état, ainsi que la peau du ventre, celle de la face et celle du crâne. Il n'y avait de conservé que la partie postérieure du tronc et le cou, dont les muscles étaient bien apparents, en sorte que le cadavre, qui ne pesait en cet état que 1 kilogramme 150 grammes, eût donné à l'état frais, un poids de 2 kilogrammes 500 grammes ou même 3.

Le corps avait été d'abord enfoui sous un tas de feuilles pourries, humides, passées à l'état de fumier, au nord d'un fossé, au-dessous d'arbres, ce qui expliquait la conservation de la partie postérieure du cadavre, après un laps de temps aussi long.

Tête. Les os du crâne se séparaient facilement ; ils étaient fortement aplatis et comme écrasés transversalement.

Le pariétal droit présentait une fracture irrégulière avec enfoncement, telle qu'en aurait pu produire une pierre ou tout autre corps très-dur. Le gauche manquait. Une très-petite quantité de cerveau tombait en déliquium.

On observait, entre la seconde et la troisième vertèbre du cou, un écartement d'un centimètre, une mobilité insolite et une fracture de l'apophyse transverse de la seconde vertèbre. Les membranes de la moelle épinière étaient rouges dans cet endroit. Quant à cette dernière, elle était ramollie par suite de la putréfaction, mais nullement déchirée.

Thorax. Les côtes étaient intactes. Après avoir ouvert la poitrine, les poumons, le cœur et le thymus furent enlevés simultanément. Plongés dans un seau d'eau, ils gagnaient rapidement la surface du liquide. Détachés du cœur et immergés séparément, le résultat était le même. Le dernier de ces organes finissait aussi par surnager.

Pesés avec le cœur et le thymus, ils donnaient 55 grammes. Ils étaient rosés, parfaitement crépitants et non putréfiés, si l'on en excepte quelques grosses bulles de gaz qui s'étaient développées au-dessous de la plèvre du poumon droit ; le gauche pesait 25 grammes : plongé dans l'eau, il remontait avec vitesse vers sa surface. Il en fut de même pour chaque lobe et chaque portion de ceux-ci, qu'on soumit ensuite, et deux fois de suite, à une pression de 65 kilogrammes, qui les avait réduites à l'état de membrane.

Le poumon droit pesait 25 grammes. Immergé, il revenait de suite à la surface du liquide. Il en était de même pour chacun de ses lobes. Une portion du supérieur, énergiquement comprimée et à deux reprises, surnagea à la première, tandis qu'à la seconde elle gagna très-lentement le fond du vase. Une autre du lobe moyen, soumise à la même épreuve, surnagea constamment. Il en fut de même pour celles de l'inférieur.

Le cœur remontait lentement à la surface de l'eau dans laquelle on le plongeait. Le trou de Botal n'était pas fermé.

Abdomen. Les téguments étaient entiers et desséchés en avant. On ne voyait aucune portion de cordon à l'ombilic. L'estomac, putréfié, était affaissé et vide. Les intestins grêles ne renfermaient de méconium qu'auprès du cœcum qui en contenait, ainsi que le colon. Seulement, dans ce dernier, il était de la couleur d'un vert noirâtre. Il y en avait même au pourtour de l'anus et sur les fesses.

Le foie était très-ramolli et putréfié, et la rate dans les mêmes conditions.

Les reins multilobes étaient sains et la vessie vide.

Conclusions. De ce qui précédait, les experts conclurent :

1° Que l'enfant qu'ils avaient examiné, était né à terme et parfaitement viable;

2° Qu'il avait complétement respiré et vécu ;

3° Que les fractures observées au pariétal droit avaient pu être faites par un corps irrégulier, tel qu'une pierre, un morceau de bois ou le pied;

4° Qu'enfin la cause de la mort avait été la torsion du cou, entraînant la compression de la moelle épinière et la dépression de la tête, accompagnée de fractures ayant déterminé la désorganisation du cerveau.

Dans le cas que je viens de citer, on ne pouvait guère faire remonter l'accouchement à plus de deux mois. En effet, on remarquait que les mamelles n'étaient pas engorgées, que des pressions réitérées faisaient suinter des mamelons une sérosité blanchâtre, lactescente, que le ventre était volumineux, l'ombilic saillant, que le vagin était large, à rides effacées, que son orifice offrait en arrière une déchirure entièrement cicatrisée, qu'enfin le col de l'utérus était assez gros, élevé, conique, ferme et fissuré à l'extrémité gauche de son diamètre transversal.

On pouvait donc, en se fondant sur l'ensemble de ces signes, dianostiquer avec une justesse suffisante l'époque à laquelle avait dû s'effectuer la parturition.

Si j'ai cru devoir rapporter en même temps les détails de l'autopsie du cadavre de l'enfant de la femme V..., qui lui avait donné la mort en lui fracturant le crâne et lui tordant le cou, c'est que cette dernière manœuvre est rarement exécutée par les filles-mères, et qu'il fut bien constaté qu'elle avait eu lieu dans l'espèce ; qu'il existait entre la deuxième et la troisième vertèbre un écartement insolite avec fracture de l'apophyse transverse du premier de ces os, et, en outre, dans ce point, une rougeur des membranes de la moelle épinière prononcée.

J'ajouterai que, malgré qu'il manquât plusieurs parties du cadavre, il fut encore possible de reconnaître que l'enfant était né viable, qu'il avait respiré et vécu en même temps, et la cause de sa mort, ce que la lecture du procès-verbal confirme, les caractères anatomiques propres à résoudre ces problèmes n'ayant pas fait défaut.

Obs. XXV. Les docteurs en médecine soussignés déclarent qu'ils ont accepté la mission de visiter la fille Marguerite L..., âgée de 25 ans, cultivatrice, demeurant à la C..., dans la commune de J..., et qu'ils ont juré de remplir cet office avec fidélité. En conséquence, le même jour, 26 mars 1861, ils ont procédé à cette opération et noté ce qui suit :

Les aréoles et les mamelons étaient légèrement brunâtres ; en les comprimant, il ne sortait aucun liquide; la glande mammaire était souple.

Le ventre était volumineux, on n'y apercevait aucune vergeture. L'ombilic était rentré et au-dessous existait un raphé brunâtre. Il n'y avait pas de déchirure à la fourchette.

L'ouverture du vagin était médiocrement large, et ce conduit sans rides.

Le col de l'utérus était conique, allongé, bas, non fissuré.

Conclusions. De ce qui précédait, les experts conclurent :

1° Que la fille L... ne présentait aucun signe d'un accouchement récent;

2° Que l'état légèrement brunâtre des aréoles et des mamelons, le volume du ventre, la ligne bistrée au-dessous du nombril, les vergetures des cuisses, la direction transversale de la fente du col de l'utérus sont des signes qui indiquent qu'il y a eu grossesse et accouchement pouvant remonter au moins à un an ;

3° Que l'état du col de l'utérus, l'absence d'éraillures aux extrémités de sa fente et celle des traces de vergetures au ventre ne s'opposent pas à ce que cette fille ait pu accoucher d'un enfant âgé de six mois et même à terme, mais alors peu volumineux ;

4° Qu'enfin l'examen des langes renfermés dans un petit paquet qui leur fut présenté par M. le juge d'instruction, et qui avaient été trouvés au domicile de la prévenue, et qui étaient imprégnés d'un sang ancien assez abondant, et celui de quatre chemises appartenant à la même, également tachées par un sang plus récent, prouvaient que la fille L... avait eu dernièrement ses règles et que celles-ci avaient été copieuses.

La prévenue, qui avait ses menstrues lors de la première visite, n'ayant pu être examinée convenablement, fut soumise à une seconde exploration demandée par les médecins experts. En conséquence, ils furent requis par le juge d'instruction de procéder, avec leur collègue M. Lacour qui leur fut adjoint, à une nouvelle visite, ce qu'ils firent après avoir de nouveau prêté serment. Les résultats de leur opération furent les suivants :

Deuxième visite de la fille Marguerite L..., faite le 30 mars 1859. Les mamelles étaient de volume médiocre, les aréoles et les mamelons légèrement brunâtres. Ceux-ci pressés fortement ne laissaient échapper aucun liquide.

Le ventre était un peu volumineux, l'ombilic enfoncé, le raphé bistré.

On remarquait en haut des cuisses, des vergetures blanches longitudinales, obliques de haut en bas. Le col de l'utérus était conique, assez bas. Il offrait une ouverture transversale de 6 millimètres d'étendue. Le vagin était large, ses rides effacées. On découvrait une petite déchirure à droite de ce qui restait de la membrane hymen.

Conclusions. De ce qui précédait, les docteurs en médecine conclurent :

1° Que la fille Marguerite L... ne présentait aucun signe d'un accouchement à terme qui aurait pu remonter à trois mois;

2° Que la teinte légèrement brunâtre des aréoles et des mamelons, la couleur analogue mais moins prononcée du raphé sous-ombilical, les vergetures blanchâtres à la partie supérieure antéro-externe des cuisses, la petite déchirure du côté droit des restes de la membrane hymen, la disposition transversale de la fente du col utérin dénotaient que cette fille avait pu accoucher d'un enfant de six à huit mois ou peut-être même à terme, mais, dans ce dernier cas, peu volumineux;

3° Qu'enfin l'accouchement probable devait remonter à plus d'une année, attendu l'absence de tout liquide laiteux dans les seins, et surtout la couleur blanchâtre des vergetures des cuisses et celle de la cicatrice observée à l'entrée du vagin.

Dans le fait précédent, malgré que les conclusions de la première visite eussent été peu différentes de celles de la seconde à laquelle il fallut soumettre la fille L..., il ne sera pas inutile de faire ressortir les différences qui furent remarquées. Ainsi, lors du premier examen, les vergetures blanches, presque verticales ou un peu obliques du haut des cuisses, avaient échappé à l'attention, et l'étendue de la fente transversale du col avait été moins rigoureusement appréciée, parce que cette fille était dans ses règles. C'était même cette dernière circonstance qui avait déterminé les experts à demander une seconde visite.

Ces derniers firent ressortir d'abord l'absence des signes indiquant que la fille L... pût être accouchée à terme, trois mois avant, tandis qu'ils insistèrent sur l'absence de tout liquide laiteux dans les seins, sur la couleur blanchâtre des vergetures du haut des cuisses et celle analogue de la cicatrice observée à l'entrée du vagin, pour établir que la parturition qui avait eu lieu, devait remonter au moins à un an.

Enfin, d'après la teinte légèrement brunâtre des mamelons, celle un peu moins foncée du raphé sous-ombilical, l'absence de vergetures sur le ventre, la petite déchirure du côté droit des restes de la membrane hymen, la disposition transversale de la fente du col utérin, il leur fut également possible d'établir que la fille L... était accouchée, mais que l'enfant avait dû n'être âgé que de 6 à 8 mois, ou que s'il avait été à terme il avait dû être peu volumineux.

Obs. XXVI. Requis par M. le procureur impérial de Rennes pour l'accompagner, avec M. le juge d'instruction assisté de son commis-greffier, jusqu'au bourg de Saint-S..., dans la commune de H..., les docteurs en médecine soussignés furent chargés de visiter la fille D..., âgée de trente ans, et qui habitait cette localité. Ils prêtèrent le serment exigé par la loi, commencèrent leur opération à onze heures du matin, et firent le rapport suivant :

Les mamelles étaient molles, les aréoles et les mamelons rosés. Il ne sortait aucun liquide par la pression de ces derniers.

Le ventre présentait un léger raphé brunâtre. L'ombilic était saillant. Le vagin, qui était large et offrait peu de rides, avait une légère déchirure sur le côté gauche.

Le col de l'utérus était très-bas, petit, conique et irrégulier, surtout en arrière.

Conclusions. De ce qui précédait, les docteurs en médecine soussignés conclurent :

1° Qu'il y avait eu un accouchement antérieur, dont ils ne pouvaient préciser l'époque ; que cependant ils ne croyaient pas qu'il pût remonter à plus de six à sept mois, car le ventre était encore volumineux et l'ombilic saillant ;

2° Que l'enfant devait avoir été peu fort et probablement âgé de moins de neuf mois ;

3° Qu'enfin la fille D... était primipare.

Ici, les signes devenaient plus obscurs que dans les exemples précédents, ce qui était dû à l'époque plus reculée de l'accouchement. Dans ces occurrences, en effet, on ne peut se fonder que sur l'état de mollesse des mamelles, sur la saillie de l'ombilic, la largeur du vagin, son peu de rides, les traces de légères déchirures d'un côté de ce conduit, l'état conique du col de l'utérus, l'irrégularité de sa fente, phénomènes qui sont insuffisants pour statuer avec certitude. Aussi les conclusions laissent-elles entrevoir beaucoup d'indécision, et les experts sont-ils obligés à des réserves pour se mettre à l'abri des erreurs qu'on pourrait reprocher à leur science, si l'on en voulait exiger une précision qu'elle ne peut atteindre dans ces cas difficultueux.

Obs. XXVII. Je fus chargé par le juge d'instruction de Rennes de visiter la fille Hortense V..., âgée de 35 ans. Je procédai, le 2 décembre 1858, à cette opération, après avoir prêté le serment que prescrit la loi, et voici ce que j'observai :

Les glandes mammaires n'étaient nullement engorgées, les aréoles et les mamelons rosés.

En pressant ces derniers il n'en suintait aucun liquide.

Les parois du ventre étaient flasques. On n'y découvrait aucune vergeture. L'anneau ombilical était assez large et le raphé au-dessous légèrement marqué.

L'orifice du vagin était large, les rides transversales de ce conduit effacées. La fourchette ne présentait aucune trace de déchirure.

Le col de l'utérus était très-élevé et porté en arrière, à cause d'une légère antéversion de l'organe. Il était fissuré aux extrémités de sa fente transversale. Le doigt indicateur pouvait être introduit dans une petite hauteur de cette dernière.

Conclusions. De ce qui précédait, je conclus :

1° Que la fille V... n'était point accouchée récemment, comme le démontrait l'état des seins, celui des parties génitales, et surtout la présentation de cinq chemises largement tachées par le sang des règles ;

2° Qu'elle offrait les traces d'un accouchement ancien pouvant remonter peut-être à une ou plusieurs années.

Dans cette observation, les signes auxquels on pouvait reconnaître que cette fille était accouchée anciennement étaient les suivants :

L'absence d'engorgement des mamelles, le liquide sortant par la pression des mamelons, la flaccidité des parois du ventre, la largeur de l'anneau ombilical, celle de l'orifice du vagin, l'effacement des rides de ce conduit, la grande élévation du col de l'utérus fissuré aux extrémités de sa fente transversale, la possibilité de ne pouvoir introduire le doigt que dans une très-petite partie de sa hauteur. D'après ces signes, il était impossible de préciser à combien pouvait remonter l'accouchement.

On devait dès lors, par opposition, affirmer que cette fille n'était pas accouchée récemment, et que les bruits d'une parturition clandestine récente qui avaient couru sur son compte et l'avaient fait arrêter, étaient bien réellement mensongers ; aussi fut-elle immédiatement mise en liberté.

J'ai cru devoir rapprocher des faits précédents, le suivant

d'expertise judiciaire, bien qu'il n'ait qu'un rapport tout à fait secondaire avec ceux de ce mémoire, parce que la solution des questions relatives aux moyens abortifs qu'emploient parfois les jeunes filles engrossées, soit qu'elles les aient reçu des mains du père de leur enfant, soit qu'elles se les soient procurés de gens que les devoirs de leur profession auraient dû détourner d'actes aussi coupables, est d'une difficulté extrême.

Dans la dernière de ces circonstances surtout, ces questions deviennent très-délicates; il faut une grande expérience et beaucoup de prudence, lorsqu'il s'agit de les résoudre d'une manière affirmative. Heureusement, pour l'honneur de notre profession, ces exemples sont rares, puisque, durant près de quarante années d'exercice de la médecine légale, je n'en ai rencontré que deux. Dans l'un, des mœurs dissolues y avaient conduit l'officier de santé; dans l'autre, celui qui va suivre, c'était l'habitude de la boisson. Voici ce fait :

Obs. XXVIII. Le 2 avril 1861, les docteurs en médecine soussignés ont été requis comme experts, par M. D..., juge d'instruction de Rennes, de se rendre près de ce magistrat qui les a mis en demeure, après communication d'une prescription signée par le sieur P..., officier de santé, demeurant au bourg de V..., et d'un procès-verbal d'expertise chimique du sieur Chauvel, pharmacien à Rennes, d'avoir à répondre à la question suivante :

« L'usage simultané et journalier de la potion prescrite et de six
» pilules préparées, conformément à l'ordonnance du sieur P...,
» ne serait-il pas de nature à provoquer l'avortement d'une per-
» sonne enceinte de six semaines environ, alors qu'à ces médica-
» ments viennent s'adjoindre des saignées de pieds, des vomitifs et
» des applications de sangsues auprès des parties génitales? »

Les hommes de l'art, après s'être réunis chez l'un d'eux et après avoir pris connaissance des pièces ci-dessus, qui leur avaient été confiées, pensent :

1° Que la potion avec l'huile essentielle de Rhues et de Sabine, telle qu'elle a été formulée par le sieur P..., était peu active, et que les pilules composées avec 72 grammes de poudre de Sabine et d'extrait de camomille, 16 décigrammes d'oxyde noir de fer et d'aloès, du poids de 10 centigrammes chacune et données au nombre de six par jour, l'étaient bien davantage et devaient produire un effet excitant et accélérer la circulation du sang, mais que cette médication n'aurait pu être assez énergique pour déterminer l'avortement d'une personne enceinte de six semaines et d'une constitution un peu forte;

2° Que les saignées du pied et les sangsues au siége avaient pour but d'appeler le sang vers le rectum et l'organe utérin, mais que ces moyens ont été employés un grand nombre de fois, ordinairement sans succès, par des filles grosses, dans l'intention de provoquer l'avortement;

3° Que les vomitifs énergiques et les purgatifs avec l'aloès, en déterminant de fortes contractions des muscles abdominaux, et ce dernier en agissant plus spécialement sur le rectum, prédisposent à l'avortement, sans produire toutefois constamment cet effet;

4° Que si l'on eût fait usage du seigle ergoté on eût provoqué une action abortive bien plus puissante;

5° Qu'enfin la réunion de tous les moyens précités constitue une méthode abortive, et décèle, dans celui qui y a recours, l'intention de déterminer l'avortement.

Le sieur P... fut condamné.

Ici se termine la tâche que je me suis imposée. J'ai voulu que ce travail devînt le complément de celui sur le même sujet, ou à peu près, qui a été publié par moi dans cette dernière séance, où l'on est toujours aux prises avec des individualités. Il faut, de toute nécessité, réunir des faits particuliers, puisque ce sont eux seuls qu'on est appelé à apprécier, toutes les fois qu'on est requis par la justice. Cette dernière ne se contenterait point, en effet, de généraliser; il lui faut un jugement exact et tout spécial du cas, pour lequel elle fait intervenir l'homme de l'art. Celui-ci n'a donc à baser son opinion que sur ce qu'il voit et rien de plus; seulement il a à se servir de son expérience de faits identiques, et à les rapprocher de celui actuel, pour en tirer les inductions et les conséquences les plus justes.

S'il est depuis longtemps attaché comme médecin ou chirurgien à un hôpital, il y aura acquis une grande habileté clinique; il aura beaucoup vu et observé; il aura obtenu, par l'ouverture des cadavres, un savoir solide en anatomie pathologique, et dès lors il pourra trouver sans cesse, en médecine légale, l'occasion d'appliquer utilement les notions que, dans cette position, il aura acquises, et il est bien certain qu'il aura une supériorité marquée sur n'importe quel médecin légiste qui ne se sera pas trouvé ou n'est pas actuellement dans une condition aussi favorable. D'après cela, les cours d'appel devraient toujours rechercher de préférence, comme experts, les médecins d'hôpitaux ; non pas que je veuille en faire un titre d'exclusion pour les autres, mais elles devraient au moins faire en sorte, lorsqu'elles se servent habituellement des deux mêmes hommes de l'art, d'en choisir un dans chacune de ces catégories.

Paris. — Imprimerie de E. MARTINET, rue Mignon, 2.

www.ingramcontent.com/pod-product-compliance
Ingram Content Group UK Ltd.
Pitfield, Milton Keynes, MK11 3LW, UK
UKHW021944260726
13994UKWH00004B/1523

9 782329 463483